纤维桩修复技术

主　编　刘　峰
编　著　刘　峰
李　祎
师晓蕊
徐明明
刘诗铭

人民卫生出版社

图书在版编目（CIP）数据

纤维桩修复技术/刘峰主编. —北京：人民卫生出版社，2012.4

口腔美学修复实用教程

ISBN 978-7-117-15469-7

Ⅰ.①纤…　Ⅱ.①刘…　Ⅲ.①口腔矫形学　Ⅳ.①R783

中国版本图书馆CIP数据核字(2012)第016926号

纤维桩修复技术

主　　编： 刘　峰
出版发行： 人民卫生出版社（中继线 010-59780011）
地　　址： 北京市朝阳区潘家园南里19号
邮　　编： 100021
E - mail： pmph @ pmph.com
购书热线： 010-67605754　010-65264830
010-59787586　010-59787592
印　　刷： 三河市宏达印刷有限公司
经　　销： 新华书店
开　　本： 710×1000　1/16　**印张：** 5　**插页：** 1
字　　数： 85千字
版　　次： 2012年4月第1版　2024年12月第1版第12次印刷
标准书号： ISBN 978-7-117-15469-7/R·15470
定　　价： 35.00元

主编简介

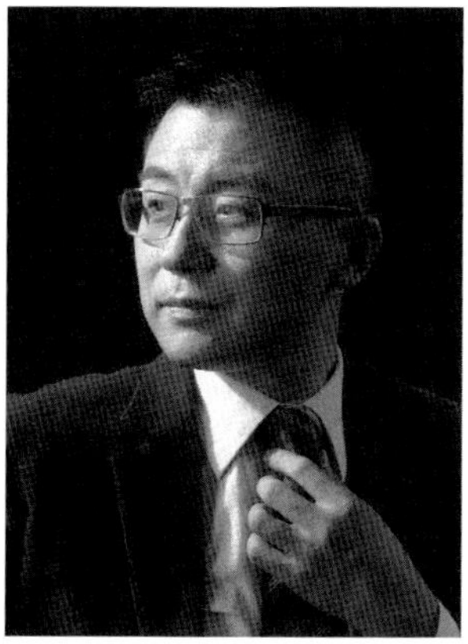

刘峰，主任医师，北京大学口腔医院门诊部副主任、门诊部培训中心主任、综合科主任，北京大学口腔医院教学质量管理委员会委员，中国整形美容协会口腔整形美容分会委员，中华医学会医学美学与美容分会青年委员，美国美容牙医学会(AACD)会员，日本美容齿科学会（JEAD）会员，欧洲美容牙科学会（ESCD）会员，国际计算机牙科学会（ISCD）认证国际培训师。

专业方向为口腔美容修复、种植修复、CAD/CAM修复、口腔色彩学、口腔临床摄影等方面，主编出版《口腔美学修复临床实战》、《美从牙开始》、《美容口腔医学》、《美学修复牙体预备》、《北京市美容牙科主诊医师培训教材》等10余部专业著作和教材；担任《中华口腔医学杂志》等多种学术期刊的编委、审稿专家；参与多项国家重大科研项目和国际多中心合作项目。

如何做到“零失败”

——作者自序

纤维桩的历史并不长，至今只有二十多年。20世纪末进入中国后，一些医生开始进行一些科学研究和临床应用。

我从2004年初开始接触纤维桩，那时桩核的主流还是金属铸造桩，纤维桩还处于刚刚推广、普及的阶段，很多人怀疑纤维桩到底行还是不行。说实话，我一开始也是抱着将信将疑的态度。

纤维桩的成败在于粘接，这是我一直坚信的理念。被推荐用于纤维桩的粘接材料和粘接方法有很多，我经过思考，作出了自己的判断。

时至今日，经过八年的临床实践，我已经完成两千多颗纤维桩核冠修复体，纤维桩目前占我临床工作中桩核修复病例的98%以上，至今依然保持着令人自豪的纪录——“零失败”。没有一例修复体脱落，没有一例桩核折断，更没有一例牙根折断。

大约是两年前，当很多医生探讨纤维桩应用的风险时，我突然意识到自己的“零失败”。于是我开始全面地回顾、总结自己的经验、临床操作上的细节。还是那句老话,“细节决定成败”,我的“零失败”,既来源于我对于材料和方法的思考、正确的选择，也来源于操作上的细节。

我并不是一个纤维桩“深入的研究者”，只是一个“成功的使用者”。本书将我在临床工作中的经验和思考奉献给大家，希望对读者有一定指导作用，帮助大家用对纤维桩、用好纤维桩，力争获得纤维桩修复的“零失败”。

本书编写中得到了很多专家、老师的指导，特别是武汉大学口腔医院的范兵老师为本书提供了很多精美图片和理论指导。在此表示衷心感谢！

刘 峰

2012年3月6日

前言

纤维桩修复是口腔美学修复中的重要技术，是进行口腔冠桥修复等美学修复前的重要基础。

纤维桩修复在国际上已有20余年的历史，目前已成为国际上普遍应用的口腔修复实用技术。纤维桩技术被引入国内也已有10余年时间，正处于逐渐被广大医生认识、接受的阶段。目前我国尚没有针对纤维桩修复技术的专著，在综合性专著中针对纤维桩修复技术的内容又很少，因此本书的出版非常具有实用价值。

本书是我国第一部以纤维桩为核心的临床应用指导工具书，主要内容包括桩核系统的临床选择思路、纤维桩的优势和适用范围、纤维桩的历史和性能特点、纤维桩的牙体预备、纤维桩的粘接、纤维桩核系统形成的具体流程等六个章节。

本书作者已出版多部美学修复专著，本书保持了作者一贯的写作特色，语言精练、图文并茂、通俗易懂，令读者直观、轻松地掌握纤维桩修复技术相关的正确理念、实用技术等内容，可以作为我国口腔医生学习纤维桩修复技术的首选指导读物。

目 录

第一章 桩核系统的临床选择思路

Chapter 1 Clinical selection of post-core system

桩核冠是修复大面积牙体缺损的一种常用方法。在剩余牙体组织较少的情况下，直接使用全冠修复不能获得长期、稳定的修复效果，就需要采用桩核冠的修复形式。

选用何种桩核修复，是首先需要解决的问题。本书以此为起点，首先讨论选择桩核系统时的思路。

Post-core and crown restoration is a method commonly used in large area of tooth defect. In the case of less tooth structure remained, using full crown restoration directly cannot get stable and lasting effect, so post-core system is necessary.

When using post-core system, "which kind to select" is the first problem to be solved. This chapter concludes the choices of post-core system.

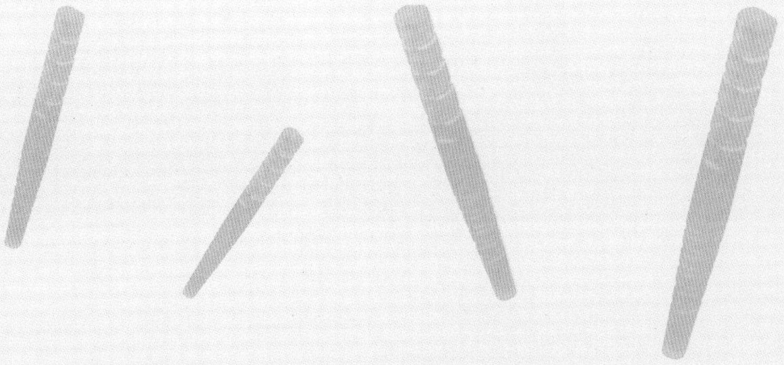

进行冠桥修复之前，如果患牙的牙体硬组织缺损面积比较大、已经进行了完善的根管治疗，为了保证修复体获得长期稳定的固位效果、同时防止因修复后天然牙冠折而导致修复失败，需要首先进行桩核修复。

在很长一个时期里，临床上最常见的是金属铸造桩核，包括镍铬合金铸造桩核（图1-1）、金合金铸造桩核（图1-2），也有一些医生采用钛合金制作铸造桩核；金属预成桩核由于使用简单、减少疗程，一直都有医生选用，但一直不是桩核系统的主流；为了适应美学修复的需求，氧化锆桩-铸瓷核系统曾被应用（图1-3），但由于存在一些问题，目前已基本被纤维桩核系统所取代；纤维桩-树脂核是目前国内外被应用最广泛的桩核系统（图1-4）。更前沿的研究方向是CAD/CAM一体化桩核，其中纤维树脂一体化桩核有可能成为发展的方向，而氧化锆一体化桩核今后被广泛应用的机会仍然较小。

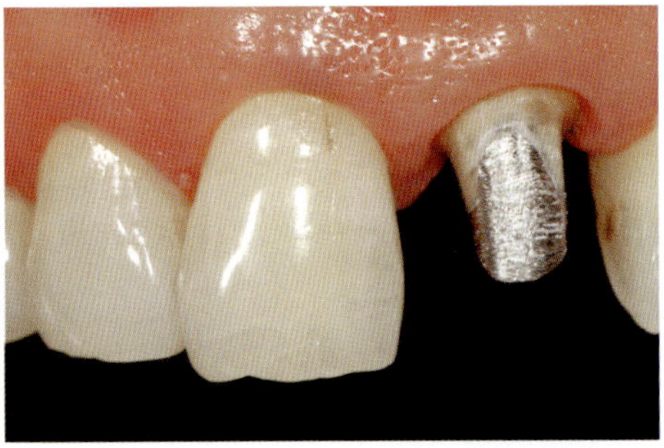

图1-1 镍铬合金铸造桩核

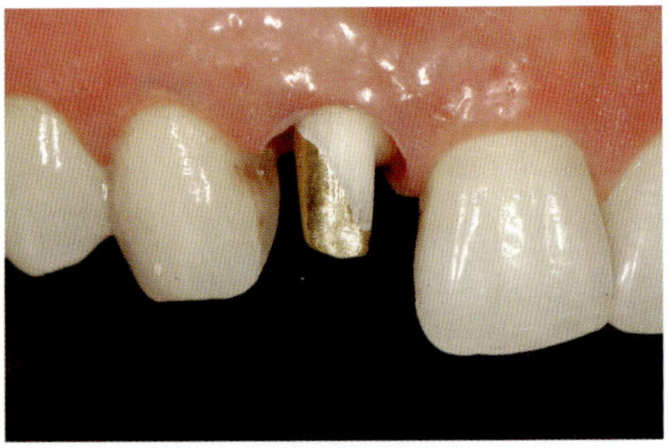

图1-2 金合金铸造桩核

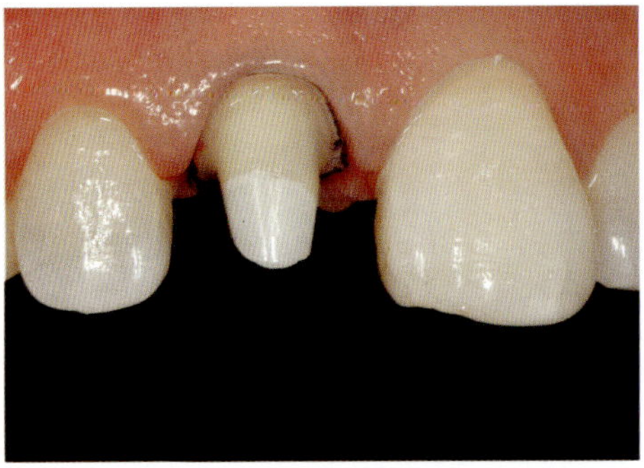

图1-3 氧化锆桩-铸瓷核系统

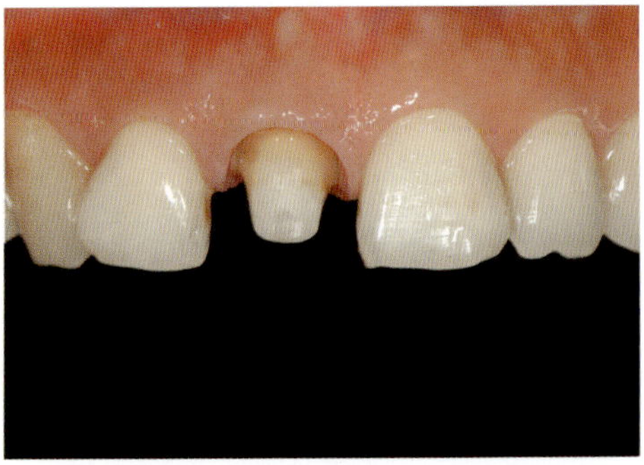

图1-4 纤维桩-树脂核系统

一、桩核系统的基本作用

桩核系统包括桩与核两部分，其最基本的、最重要的作用就是为冠修复体提供固位。

1. 桩（post） 插入根管内的部分，利用摩擦力和粘接力与根管内壁之间获得固位力，进而为核和冠提供固位。

2. 核（core） 与桩相连、与剩余牙体组织共同形成预备体的部分，为冠提供固位。

桩与核有时是一个整体，也就是一体化的桩核，包括金属铸造的桩核系统、CAD/CAM制作的纤维树脂一体化桩核和氧化锆一体桩核等；也有些桩核系统中桩与核是由两部分组成的，在技工室加工成一个整体，比如氧化锆-铸瓷桩核系统；还有些桩与核是在口腔内直接形成整体的，如金属预成桩-树脂核系统，以及纤维桩-树脂核系统。桩核系统的组成形式影响其很多特性，也提示我们在应用中可能面临的许多问题。

二、桩核系统对牙根应力分布的影响

曾有很多医生认为牙齿经过牙髓治疗后会“变脆”，桩核系统是“加固”破坏严重患牙的方法。但事实上，牙髓治疗后根部牙本质的性能是没有明显变化的，造成死髓牙齿“变脆”的主要问题只是牙体组织的大量损失，包括龋坏等原因造成的病理性损失，也包括全冠牙体预备等造成的继发损失。牙体硬组织的损失造成牙齿不能再承受施加于它的力量。

应用桩核系统对于牙根的应力分布会产生影响，但根据桩核材料特性和结构的不同，这种改变对于牙根来讲有时是有利的、有时是不利的。也就是说，桩核有时能起到“加固”作用，有时不能，甚至起到“破坏”的作用。

三、桩核系统的临床选择思路

1. 固位问题

固位是指修复体在口腔内行使各种功能时能抵抗各种作用力而不发生移位和脱落的能力。桩核系统最基本的作用就是为冠修复体提供固位，需要考虑桩与牙根之间的固位、核与桩之间的固位、核为冠提供的固位等几个方面。

（1）桩与根管之间的固位

a.机械固位

桩与根管之间的机械固位与根管为桩预留的三维形态以及桩与根管之间的密合程度有关。

桩核根管预备后制备的空间形态决定着桩核修复体的形态。一般来讲，桩植入根管内的长度越长，则固位效果越好，而根管的开敞度越大则固位效果越差。单单从机械固位角度讲，较长的、平行形态的桩固位效果最好。

桩与根管的密合程度受桩核加工方式和操作水平影响。

间接法制作的桩核系统是在模型上体外制作，这首先需要临床医生制取足够准确的印模、灌制清晰的模型，之后需要技工室规范操作，比如精密的蜡型制作、准确控制铸造收缩等，就可以获得密合度很高的桩核修复体。一旦临床医生或技师的操作发生偏差，则可能明显影响间接法桩核的密合程度。

采用预成桩在口腔内直接形成桩核系统时，基本不可能与根管形成高度密合的效果，除非将根管预备到非常大的内径，而这将大大降低剩余牙体组织的抗力。因此，采用预成桩核系统时，机械固位因素通常发挥的作用非常微弱，仅仅在根尖的一小部分能发挥轻微的作用。在这些桩核系统中，粘接固位发挥着决定性的作用。

b.粘接固位

无论对于何种桩核系统，桩与根管的粘接是影响桩固位的重要因素。尤其是对于预成桩核系统，由于桩与根管之间的密合程度低、机械固位效果较弱，粘接固位就更成为影响固位效果的首要因素。

采用粘接强度高的树脂粘接剂是提高桩固位的有效手段，但仅仅是采用粘接强度高的树脂粘接剂并不能真正解决粘接固位的问题。由于预成桩与根管之间的密合程度低、粘接间隙大，以及根管内特殊的粘接条件，造成预成桩的粘接与冠修复体的粘接有非常人的区别，因此在选择粘接材料和粘接方法时都会有特殊的思路，具体内容将在第四章中详细分析。

桩的三维形态除了与机械固位有关，也与粘接固位存在关系。从粘接角度考虑，桩的长度越大、直径越大，则粘接表面积越大，粘接效果越好。当然桩的长度与直径还会受到很多因素的影响，不能过分追求长、大。形态因素在粘接固位中是一个相对次要的因素。

（2）桩与核之间的固位

桩与核形成整体，共同为冠修复体提供固位，这就需要桩与核之间具有良好的固位。

铸造金属桩或CAD/CAM一体化桩核系统中的核与桩是一个整体，因此不存在固位问题；非一体式预成桩与核之间则可能存在固位的问题。

首先是机械固位。有些预成桩是光滑的表面，与核材料之间没有形成有效的机械固位。很多预成桩被制作成特定的三维外形，其目的就是为了增强桩与核的固位效果。

其次是化学结合。有些金属预成桩和树脂核之间可以存在化学结合，可以形成较好的固位效果；氧化锆桩-铸瓷核虽然达到了美观效果，但两种材料之间不能形成化学结合，因此桩与核之间的固位存在明显的问题；而纤维桩和树脂核之间可以形成强大的化学结合，因此固位效果优异。

目前还有很多纤维预成桩的表面被加工成特殊的微观形态，其目的也是提高和树脂之间的粘接强度，增强固位效果。

（3）核与冠之间的固位

桩核系统形成的最终目的是为了给冠修复体提供足够的固位，这与核和剩余牙体组织共同形成的最终预备体的形态密切相关。

为了有利于最终修复体的形态预备，核材料应该具有和牙体组织接近的硬度，在牙体预备过程中手感与剩余牙体组织一致，则易形成精确的牙体预备。核材料的硬度过大，如采用金属铸造桩核，牙体预备中磨削比较困难；核材料硬度过小，如某些品牌的核树脂材料，容易造成核材料部分预备过多、形态不佳，进而影响冠的固位效果。

当核树脂材料在预备体的外表面所占比例较大时，已经完全固化的树脂核有可能会影响冠修复体的粘接固位效果。不过幸运的是，对于冠修复体来讲，正确的预备理念和手法可以形成良好的机械固位形态。

因此，一般来讲核材料的粘接性能对于冠的固位来讲影响并不大，只要剩余牙体组织具有完整的粘接边缘，能够起到避免微渗漏的作用，通常就达到了粘接的要求。当然，剩余基牙具有完整的牙本质肩领则粘接效果更理想。

只有一种材料存在例外，需要特殊考虑，那就是玻璃陶瓷。玻璃陶瓷全冠自身的强度较弱，需要通过非常完善的树脂粘接将其与基牙形成完整的整体，以此来增强其自身强度。因此，当具有大面积的树脂核时，完全固化的树脂核可能会影响和冠的粘接效果，进而影响玻璃陶瓷全冠的强度。由此推论，对于缺损面积较大的、采用了树脂核修复的基牙，不宜采用玻璃陶瓷全冠进行修复，而应考虑应用氧化锆基陶瓷等高强度陶瓷材料进行冠修复。

2. 抗力问题

抗力是指患牙和修复体具有良好的机械强度，在行使正常功能时不会发生变形、断裂等问题。抗力问题包括桩核系统抗力和剩余牙体组织抗力两方面。

（1）桩核系统的抗力问题

影响桩核系统抗力的因素首先是桩、核材料的自身强度。

具有一定直径的铸造金属桩、CAD/CAM氧化锆一体桩的强度很大，自身抗力一般不存在问题。纤维桩的强度较前两种材料较低，需要考虑其自身抗力问题。

无论哪种材料，桩的直径都会对其强度产生影响。即使是金属铸造桩核，如果直径过小，在受到咬合力时也可能发生变形或者断裂。对于纤维桩来讲，具有足够的直径是保证其强度的重要基础。

对于预成桩来讲，由于桩与根管之间会存在较大的粘接间隙，粘接树脂有可能具有一定的厚度，此时树脂层就不能仅仅将其视为粘接层，而应将其视为桩核系统的组成部分。

也就是说，对于预成桩，整个桩核系统包括纤维桩、树脂核、粘接树脂三部分。因此，粘接树脂的自身强度也会对整个桩核系统的抗力产生影响。粘接树脂即使具有再强大的粘接强度，如果其内聚强度不足，在咬合力的作用下,发生树脂内聚破坏后,桩核系统的整体抗力就会被破坏。由此再次证明，选择预成桩的粘接树脂和粘接方法时，需要非常充分地考虑到其特殊性。

（2）剩余牙体组织的抗力问题

修复治疗的最终目标是使修复体与剩余牙体组织之间长期保持稳定，有效的恢复口腔的功能和美观。因此，在考虑修复治疗方案、治疗方法时，生物性原则是首先需要考虑的原则。应该认识到，剩余牙体组织的抗力是更重要的问题。

剩余牙体组织的抗力首先和患牙自身的牙体、牙周状况相关。患牙自身损坏越大，牙体硬组织缺损越多，则剩余牙体组织越薄弱；反之，患牙自身损坏较小、牙体硬组织缺损面积较少，则剩余牙体组织较为强大，抗力较好。

判断剩余牙体组织情况的一个重要标准就是是否具有完整的牙本质肩领（图1-5，1-6）。当全冠修复体的边缘能够包绕剩余牙体组织断面1.5 ~ 2.0mm完整的一周时，称患牙具有完整的牙本质肩领（ferrule）。

通俗地讲，牙本质肩领可以产生类似“箍”的效应，提高牙齿的完整性，增强患牙的抗折强度，防止冠根折裂，对于保证剩余牙体组织的抗力具有非常重要的意义。很多学者认为在评价桩核冠修复预后时，牙本质肩领的意义远远大于桩、核或全冠材料的选择。

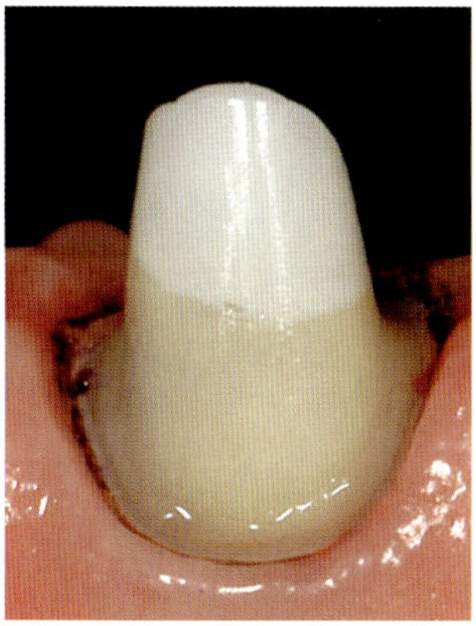

图1-5　牙本质肩领

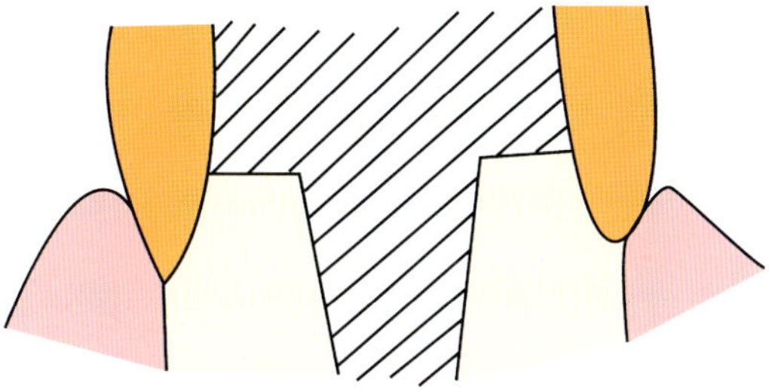

图1-6　牙本质肩领的示意图

患牙的牙周组织健康对于剩余牙体组织的抗力也可能会产生影响。经典理论中对桩核长度的要求包括以下四点：

a. 根尖保留3 ~ 5mm的封闭区。

b. 桩的长度至少与冠长相等。

c. 桩的长度应达到根长的2/3 ~ 3/4。

d. 在牙槽骨内的桩的长度应大于骨内根长的1/2。

以上四点要求中，d点会受到牙周组织健康的影响。如果患牙牙周组织既往存在病变、牙槽骨吸收，骨内根长不足10mm，则根尖封闭的要求与骨内桩长的要求必然会出现矛盾。

结合a、d两点可以看出，经典理论对骨内桩长的最低要求是3 ~ 5mm，那么这个要求的目的是什么呢？

实际上，根尖部存在足够的牙槽骨，也能发挥类似“牙本质肩领”般的“箍效应”，提高剩余牙体组织的抗力，防止牙根折裂。因此，在冠部缺损相同的情况下，牙槽骨支持充足的患牙自身抗力相对良好，牙槽骨吸收明显的牙齿自身抗力相对较差。

剩余牙体组织抗力还与桩的形态和植入深度存在密切关系，总体来说，桩核修复前牙体预备量越大，对剩余牙体组织的破坏越大，对其抗力的影响也就越大，因此在可能的情况下还是应该尽量减小牙体预备量。

桩材料的弹性模量是影响剩余牙体组织抗力的另一重要因素。桩的弹性模量越大，在应力传导时越容易造成根管壁的应力集中，就容易造成牙根折裂。纤维桩由于弹性模量与牙本质接近，不易造成根管内壁的应力集中，可以在很大程度上减小剩余牙体组织折裂的风险，这将在后面的章节中详细探讨。

第二章　纤维桩的优势和适用范围

Chapter 2　Advantages and indications of fiber post-core system

除以下两种情况以外，纤维桩核均可以作为临床上的首选。

1. 需要较大范围改变牙齿长轴方向的情况。

2. 咬合过紧的情况。

需要明确的一点是，纤维桩的长期成功与粘接过程密切相关。因此，每个人评判是否适宜采用纤维桩核修复的标准可能不同。术者不能有充分把握成功粘接的病例，均不应采用纤维桩核修复。

Fiber post-core can be the first clinical choice, in addition to the following two exceptions:

1. the situation that have to change a large range of tooth axis.

2. clinching bite.

One point should be indicated that bonding process is closely related to the long-term success of fiber post-core restorations. Therefore, whether to use fiber post-core restorations or not may differ from each person. If the operator cannot insure the successful bonding, fiber post-core restorations should not be used.

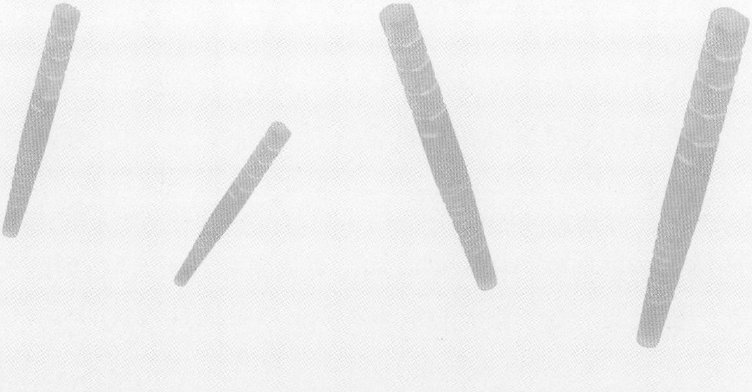

一、金属铸造桩核修复的问题

金属铸造桩核曾经是临床应用最广泛的桩核系统，具有临床操作比较简单、成本相对较低的优点，但同时也具有比较明显的问题。

桩核冠修复后造成失败的原因包括修复体脱落、修复体折断、牙体组织断裂几种情况，如果发生修复体脱落、修复体折断是有机会再次修复的，而发生牙体组织断裂则可能无法再次修复，是一种最严重的失败形式。

1. 弹性模量的问题 金属铸造桩核弹性模量远高于牙本质（图2-1），当修复体承受𬌗力时，易造成根管内的应力集中，从而导致牙体组织断裂，这成为金属铸造桩核应用中最大的风险。其中镍铬合金弹性模量最高，应用风险最大，钛合金弹性模量略低，金合金弹性模量相对较低，应用风险相对略小。

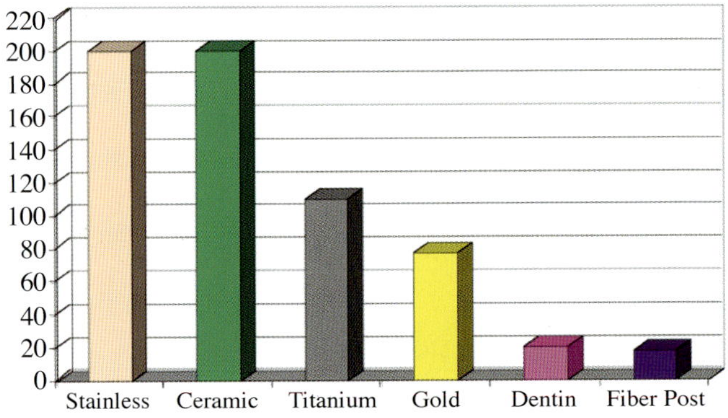

图2-1 各种桩核材料的弹性模量

2. 避免牙体组织折裂的方法 第一章中已经提到，保留或形成完整的牙本质肩领、桩达到足够长度都是避免桩核修复后牙体组织断裂的重要方法。

牙本质肩领是指在形成冠预备体时，需要在龈缘保留一圈完整的、能够被冠修复体包绕的、1.5 ~ 2.0mm高的牙本质结构，其作用是通过包绕将应力集中的位置转移到冠修复体内部，使冠修复体对牙体组织产生一种类似"箍"的作用，防止牙体组织折裂。

桩达到足够长度是防止桩核修复后牙体组织断裂的另一种办法。从固位角度考虑，桩与冠的比例达到1∶1即可以达到要求，然而经典理论中对桩长度的要求还包括桩根比2/3 ～ 3/4、骨内桩根比1/2，达到这些要求通常需要更长的桩长度。这些要求的本质实际上就是通过较长的桩长使应力集中的位置转移到支持牙槽骨内部，使骨组织也能对牙体组织产生类似的“箍作用”，避免牙根的劈裂。

但是并不是每个患牙都具备良好的条件，还是有很多需要保留的牙齿无法满足这两个基本条件。

3. 牙本质肩领的局限性 在临床上，很多需要进行牙冠修复的残根残冠由于牙体缺损严重，并不具有完整的牙本质肩领。

牙冠延长手术和牙根牵引术是形成牙本质肩领的两种重要治疗手段。牙冠延长术是通过手术方式切除部分牙槽骨和牙龈组织（图2-2），牙根牵引术是通过正畸的手段将牙根向冠方牵拉（图2-3），两种手术方法共同的目的是暴露出更多的牙体组织，以利于形成完整的牙本质肩领。

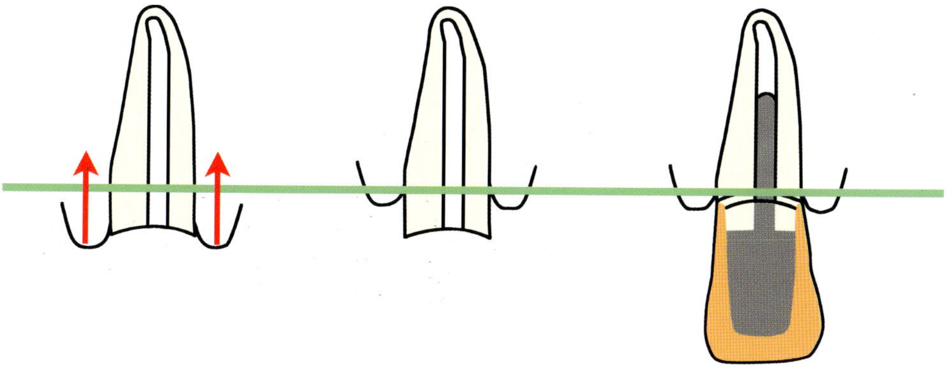

图2-2 牙冠延长术

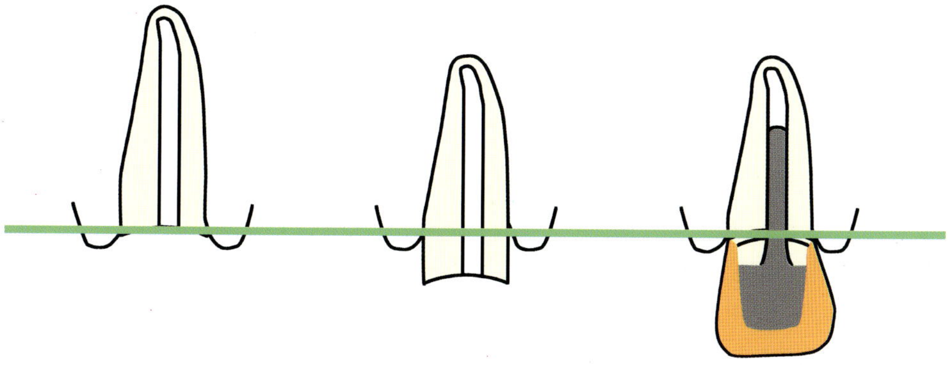

图2-3 牙冠牵引术

然而这两种方式并不是在任何情况下都适用的。

首先，这两种方式的共同点是减短牙根长度，为了保证根尖封闭效果，这代表着桩长度同时需要减短，这与理论上对桩长的另外几方面要求有时会发生冲突。

同时，牙冠延长手术既减短牙根长度，又增加牙冠长度，明显改变牙齿的冠根比，增加对剩余牙体的抗力不利的因素；另一方面，采用牙冠延长手术必然会改变牙龈曲线，在美观区域有时并不适合采用。

牙根牵引术虽然也减小牙根长度，但由于不增加牙冠长度，因此对冠根比的影响相对较小，对剩余牙体抗力影响较小；但牵引术对患者的年龄有一定要求，年龄较小的患者疗程较短、牵引效果较好，而对于年龄较大的患者需要较长的疗程、并且由于骨改建能力的减弱使得效果并不确定。

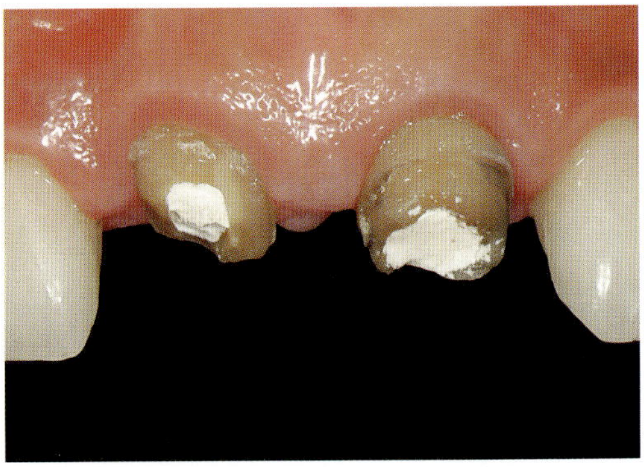

图2-4 剩余残根，不具备牙本质肩领；牙龈曲线正常，不适宜牙冠延长手术；不适宜正畸牵引

由此可见，形成牙本质肩领的两种方式在理论上都存在一定的局限性，很多患牙并不具有既形成完整牙本质肩领、又保证满足桩核其他方面要求的条件（图2-4）。此时，如果采用弹性模量明显高于牙本质的金属铸造桩核或氧化锆桩核，就会存在较大的牙体断裂风险。

4. 桩长度的局限性 如前所述，在经典理论中，对于桩长度的要求是非常高的。但是，会有很多因素限制着桩的实际长度（图2-5，2-6），很多时候过分追求桩的理想长度可能会带来其他的风险，其中最主要的是导致根管壁薄弱的风险。

首先，大部分牙根的截面并不是理想的圆形，许多牙根表面有切迹或者缩窄，这会导致根管壁在某些方向上比较薄弱，当桩预备中按照圆形扩大根管时，切迹、缩窄明显的地方就会变得薄弱。尤其是桩较深的位置，由于根管本身缩窄比较明显，根管壁薄弱会更明显。

其次，还有很多牙根存在弯曲，这从牙体牙髓医生进行根管治疗时常用的一个术语中就可以看到——“预弯”。对于弯曲的根管，如果机械的按照根管长度的2/3制备根管，就有可能造成根尖区域牙根弯曲部分根管壁的薄弱，

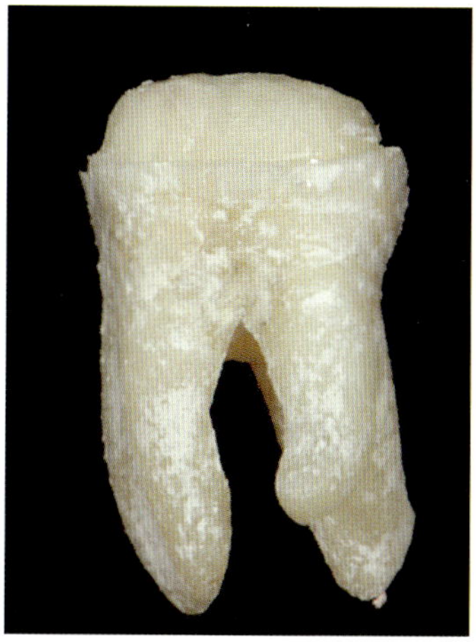

图2-5 牙根弯曲和表面切迹

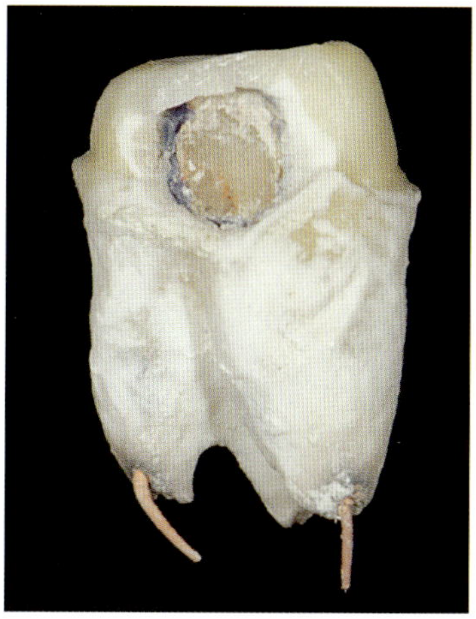

图2-6 根尖孔的位置

甚至造成根管壁破坏、侧穿。

还有一个需要考虑的问题是根尖孔开口的位置问题。有文献证明超过60%天然牙齿的根尖孔开口并不位于根尖位置，而是位于牙根的侧面。由此，在计算根尖封闭问题时，为避免根尖封闭被破坏，至少应在根尖位置保留5mm左右。

综合以上问题，可以看到，在临床操作中追求“理想”的桩长度，可能会带来如下风险：

a. 增加根管制备过程中根裂的风险；

b. 增加根管制备过程中侧穿的风险；

c. 增加造成根尖部根管壁薄弱的风险；

d. 增加破坏根尖封闭的风险；

e. 一旦修复体或根尖出现问题，增大取出难度。

在临床操作中，也有很多医生曾遇到过这样的情况：希望将桩制备得标准一些，达到“理想”的长度，然而在制备过程中患者有时会感到酸痛、不适，并且有时这种感觉会持续很长一段时间。在这种情况下，临床医生会非常纠结于是否能够正常修复，很多时候只能观察、等待，即使进行了修复，也会非常担心长期效果。造成这种问题的起源，可能就是根管制备过程中造成的根尖部根管壁薄弱。

在有了几次上面这种“可怕的”经历后，很多医生在进行桩核修复时会趋于保守，桩核的长度变短，不能达到理论要求的桩长度。很多随机的术后调查都可以发现，临床上长度不能达到理论要求的桩核数量是非常多的，这说明将桩核缩短一点的心理趋向存在于很多临床医生的意识中。

然而，缩短桩核后的问题可能非常严重，否则，经典理论中也不会对桩核的长度提出如此多的要求。

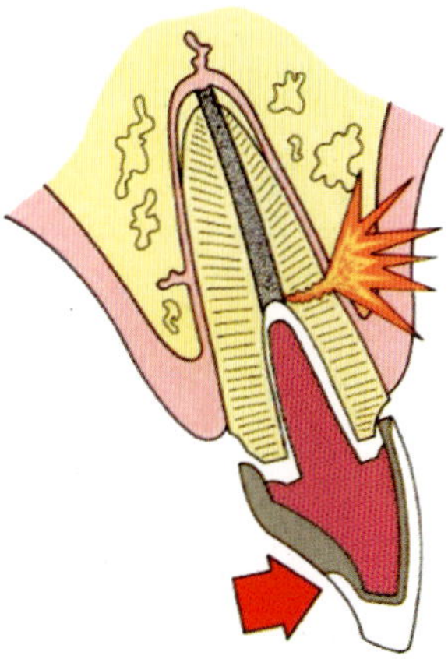

图2-7 桩核过短造成牙根折裂的示意图

最严重的问题就是牙根的折裂（图2-7 ~ 2-10）。其原因在前面已经提到，当桩长度不足时，首先不能达到的长度要求肯定是骨内桩长的不足，这将造成牙槽骨对于牙根的“箍效应”的缺失，牙根部应力集中，造成牙根折裂。

这种情况在采用弹性模量大的金属材料制作桩核时发生的风险很大。氧化锆材料由于弹性模量也非常大，非常容易造成根管内壁应力集中，因此如果桩核长度不足，同样非常容易造成牙根的折裂。

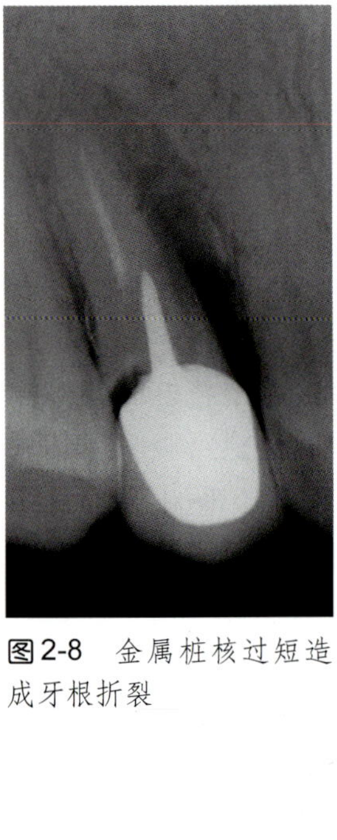

图2-8 金属桩核过短造成牙根折裂

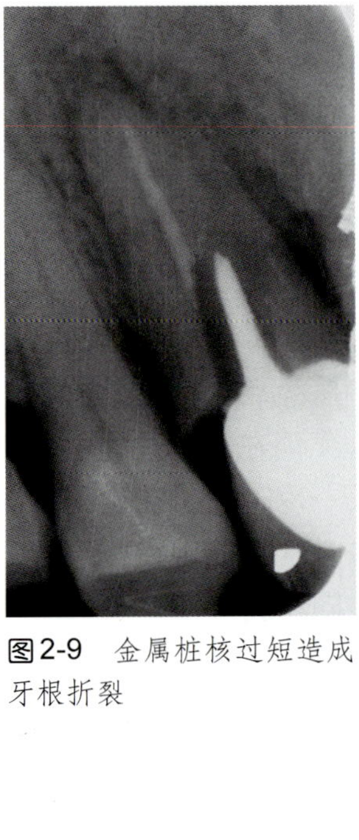

图2-9 金属桩核过短造成牙根折裂

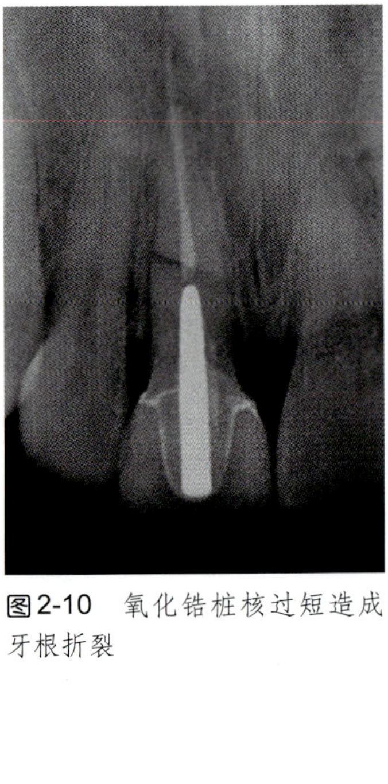

图2-10 氧化锆桩核过短造成牙根折裂

二、纤维桩的优势

纤维桩由平行排列的纤维束以及将其形成整体的树脂材料共同组成，弹性模量与牙本质接近，粘接后与牙体组织成为“同质化”的整体，不易造成应力集中，因此可以很好地避免由于应力集中造成的牙体断裂。

1. 纤维桩对于桩长的要求 目前对于纤维桩的应用还没有形成特殊的理论，基本沿用金属铸造桩核的应用理论。但是由于其具有弹性模量与牙本质接近的特点，从理论分析和临床实际应用经验看，纤维桩的植入深度对于应力分布的影响很小。

因此，纤维桩对于植入长度的要求可以仅从固位的角度考虑，应该比金属铸造桩核略为宽松。从固位角度，冠桩比1∶1是必要的；从根尖封闭角度，保留5mm是安全的；而桩根比2/3 ～ 3/4、骨内桩根比1/2这两项要求更多的是考虑应力分布问题，由于纤维桩不会造成应力集中，因此不一定强求达到这两条要求。

临床实际应用时，在操作难度不大、不会对牙根产生过度破坏的情况下，可尽量增加桩的长度，争取达到经典理论的各项要求；而在根管条件异常时，或者根管条件不佳或操作难度较大时，桩长即使仅能达到冠桩比1∶1，对于纤维桩来讲也是安全的。

2. 牙本质肩领对于纤维桩修复的意义 首先必须明确的是，牙本质肩领对于任何材料的桩核来讲都是非常重要的。这是一个非常重要的观念，是一个不容置疑的概念。

无论采取任何桩核系统，存在完整的牙本质肩领都比没有完整牙本质肩领时发生牙体折裂的风险明显降低，安全性明显提高。

但是，临床上确实有些患牙不具备完整的牙本质肩领，也无适宜的条件形成完整的牙本质肩领。而很多患者还是希望能够保留这样的患牙，此时，采用纤维桩修复的安全性会明显高于金属铸造桩核，可以明显降低牙根折裂的风险，是一种相对合理的选择。

当然，由于纤维桩的弹性模量较低，在受到较大外力时发生弯曲变形的机会比较大，这样有可能会造成微渗漏的问题，进一步造成桩核折断、修复体脱落等问题。但是即使发生了这些问题，很多时候仍然是能够再次修复的，这种情况也远比牙根折裂的预后更乐观。当然，通过粘接材料的选择和粘接方法的控制，还是可以尽量减少这些问题的发生，这将在后面的章节中详细分析。

因此，在牙本质肩领不完全的时候，采用纤维桩修复是一种“相对安全”的选择（图2-11）。

	有牙本质肩领	无牙本质肩领
金属桩（足够长度）	安全	不安全
纤维桩	安全	相对安全

图2-11 不同桩在不同情况下的安全性

3. **纤维桩的其他优势** 除了避免应力集中这一明显优势，纤维桩还具有其他几方面的优势。

首先，采用纤维桩核可以一次治疗即形成冠预备体，一方面减少了患者的就诊次数，提高了诊疗效率，更重要的是避免了根管二次感染带来的失败机会。

其次，纤维桩生物相容性较金属更好，不存在金属的腐蚀问题；从美学角度讲，纤维桩不存在金属颜色，更适合全瓷美学修复。近年来全瓷修复材料迅速普及，也从一个侧面造成了纤维桩应用的广泛普及。

需要强调的是，氧化锆桩核虽然也具有非金属、美观性的优点，但其弹性模量非常高，甚至高于所有金属铸造桩核。因此，无论是预成氧化锆桩-铸瓷核类的桩核系统，还是CAD/CAM氧化锆一体化桩核系统，都容易造成患牙根管内壁的应力集中，临床应用中安全性较低。

所以，在美学修复中应首选纤维桩核，尽量避免应用氧化锆全瓷桩核。

三、纤维桩核系统的应用禁忌

纤维桩由于具有与牙本质接近的弹性模量，不易造成因剩余组织应力集中而发生的牙体断裂，大部分情况下可以作为牙体缺损修复中的首选。

但纤维桩并不是在任何情况下都可以应用的，仍然存在一些应用禁忌，有些情况下应用可能会带来较高的失败率。临床医生必须牢记这些禁忌证，避免在不适当的病例中应用纤维桩系统而造成失败。

1. 无法保证粘接效果时 纤维桩成功的重点在于粘接。

纤维桩核系统的粘接条件与其他修复体的粘接具有明显差别，非常容易造成粘接操作失误或粘接失败，粘接过程是影响其预后效果的最重要因素。

隔湿是粘接操作中最基本的要求。具有完整牙本质肩领的牙齿隔湿一般不会有明显问题（图2-12），没有完整牙本质肩领的牙齿可以采用橡皮障（图2-13）或排龈（图2-14）的方式在一定的时间内达到隔湿的效果。如果隔湿效果不能保证，则不宜采用纤维桩核系统。

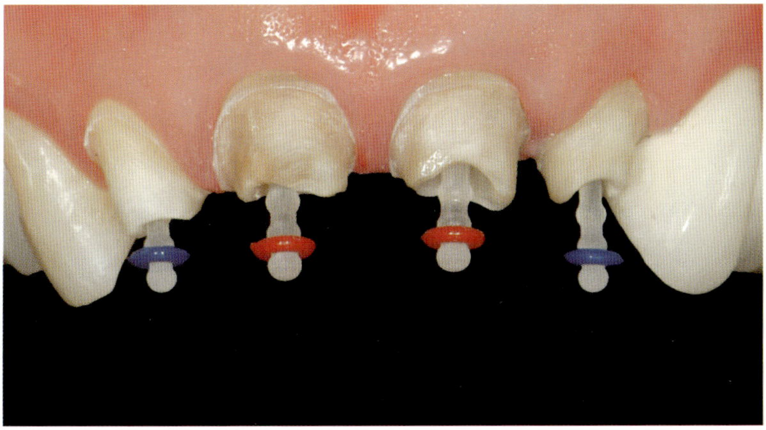

图2-12 完整的牙本质肩领成就良好的“自然隔湿”环境

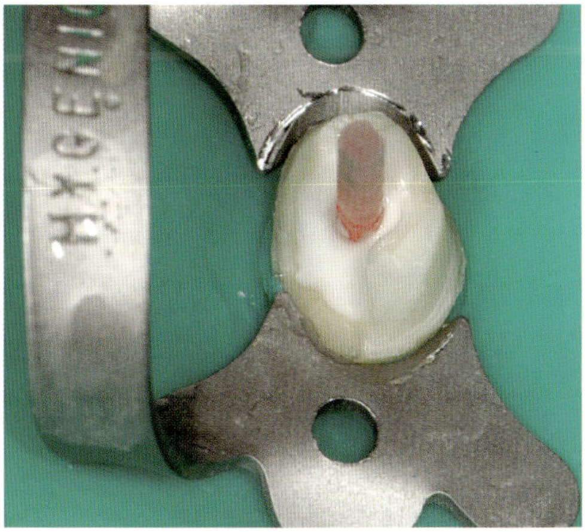

图2-13 橡皮障隔湿

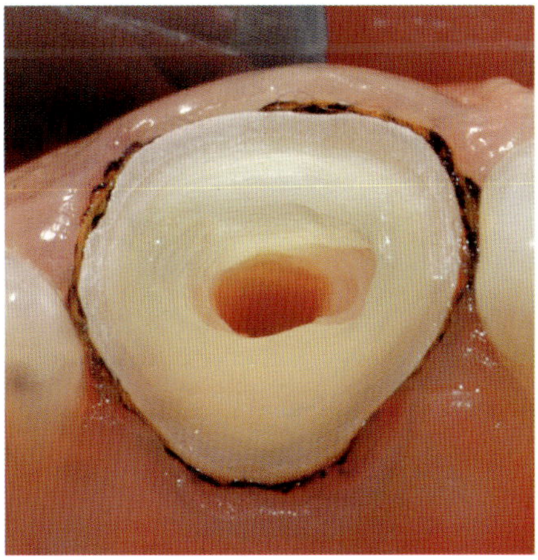

图2-14 排龈线隔湿

纤维桩核系统修复后发生桩核脱落、桩核折断、继发龋等问题都有可能和粘接过程中的隔湿失败有直接的联系。

因此，纤维桩的适应证与禁忌证对于每个医生来讲可能并不相同。对于操作水平高的医生来说，适应证可能非常广泛，即使牙体硬组织破坏非常严重也可以采用纤维桩修复；而对于操作水平较低的医师来讲，就应该适当缩窄适应证，以避免因操作失误造成的失败。

2. 较大程度改变牙体长轴时 改善牙体长轴的问题通常应采用正畸治疗。在患者拒绝接受正畸治疗、需要采用修复方式改善牙齿的长轴问题时，由于常规的纤维桩核系统不能形成桩-核之间过大的角度，因此在牙长轴改变角度较大时，还是要采用金属铸造桩核修复（图2-15 ~图2-20）。

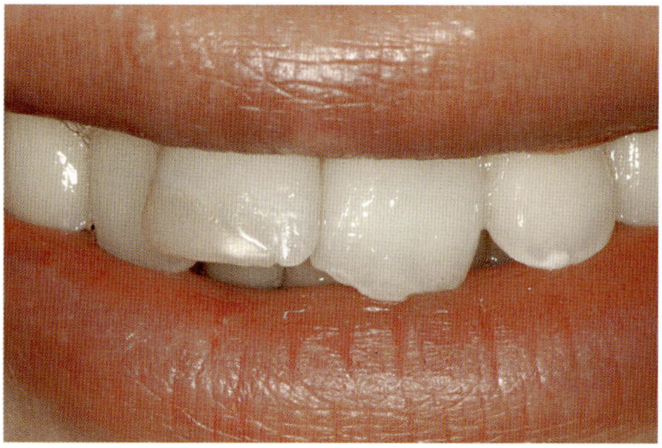

图2-15 11、12牙体缺损，11唇倾，要求美观修复

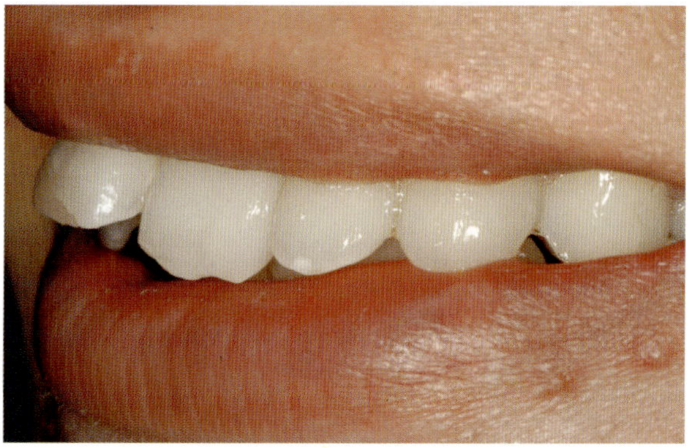

图2-16 侧面微笑像

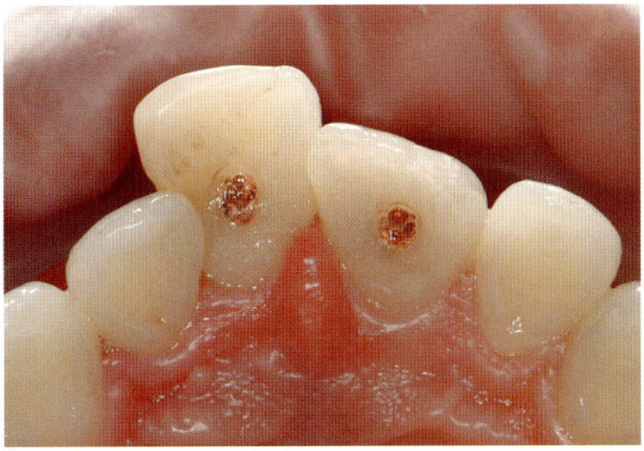

图2-17 前牙列牙弓𬌗面影像

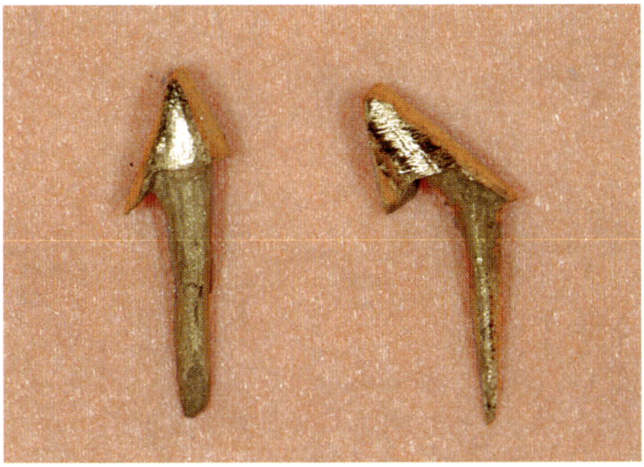

图2-18 金属铸造桩核较大程度改变牙长轴方向

有报道采用散纤维束根据牙齿具体情况形成带有角度的纤维桩核，以满足改变牙体长轴的需求，但这种方式形成的纤维桩核的强度存在一定的问题。

预成纤维桩是在预拉伸的状态下成型的，经过这一过程其抗折强度才能够达到临床需求，而散纤维束的成型没有经过这一过程，因此其强度存在较大缺陷；另一方面，预成纤维桩的聚合过程是在体外光照、加压处理的条件下完成的，而散纤维束的聚合缺乏这样的条件，这也会对其最终聚合度产生明显影响，进而降低其强度。

因此，采用散纤维束制作个性化纤维桩核改善牙长轴方向的方案不值得广泛使用。CAD/CAM制作的纤维树脂一体化桩核是解决这一问题的发展方向。

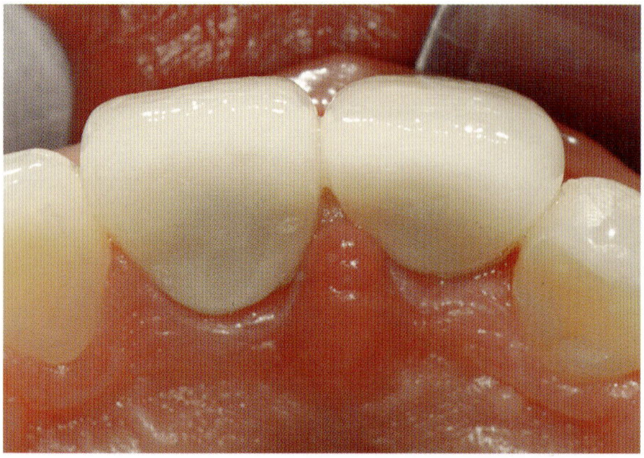

图2-19 修复完成后

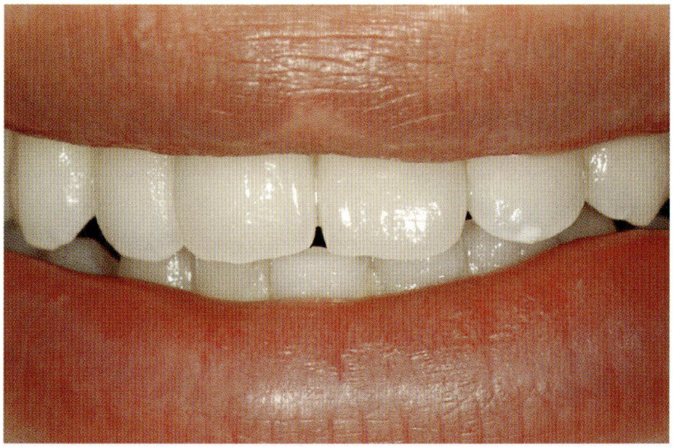

图2-20 修复后正面微笑影像

3. **咬合过紧时** 当前牙咬合过紧、预备体预期非常薄的情况下，最好选用金属铸造桩核，可以在厚度较小的情况下获得较大的自身强度，同时为冠修复体创造出足够的修复空间。

此时如应用纤维桩核，则可能由于预备体过薄造成桩核系统自身强度降低，有可能发生桩断裂、桩-核分离等问题，最终将有可能导致冠修复体脱落失败等问题。

第三章　纤维桩的历史和性能特点

Chapter 3　History and clinical choice of fiber post-core system

自1989年世界上第一根纤维桩在法国小镇格罗诺布尔问世以来，至今已有二十余年的历史。现在的纤维桩和二十年前已大不一样，纤维桩本身在不断地进步。

目前纤维桩的品牌多种多样，但并不是“所有的纤维桩都一样”。选择设计合理、质量可靠的纤维桩，是临床成功应用的重要保证。

The world's first fiber post was produced in Grenoble, which lies in southeast of France. Since 1989 till now, it has been developed for over twenty years. Nowadays, the fiber post is quite different from it used to be.

Fiber posts present a variety of brands, but not "all fiber posts are the same." Well-designed and reliable fiber post is an important guarantee for clinical success.

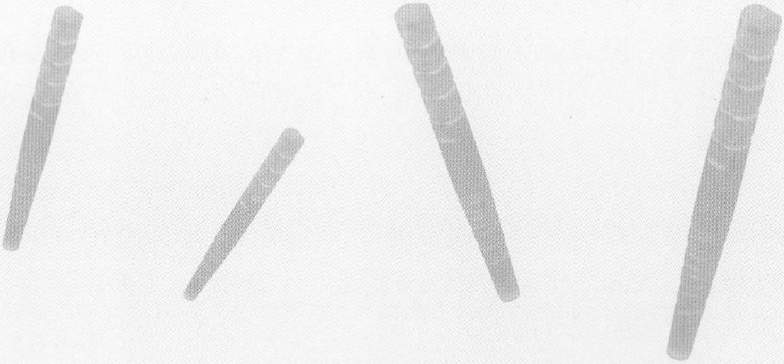

一、纤维桩的历史

纤维桩的相关历史最早可以追溯至1983年，英国学者Lovell首次提出将碳纤维浸没于有机基质中用以修复根管治疗后患牙的设想。而后Malquarti将碳纤维浸没在DGEBA-DDM树脂中，最先在实验室形成了纤维桩的雏形。

但目前公认的“纤维桩之父”，真正将纤维桩推上历史舞台的是法国学者Duret和Reynaud。他们在1988年发明了碳纤维树脂增强的纤维桩，并由RTD公司产品化，于1989年生产上市（图3-1）。最初的碳纤维桩是黑色，双段不同直径圆柱形态，中间以45°聚合度连接。

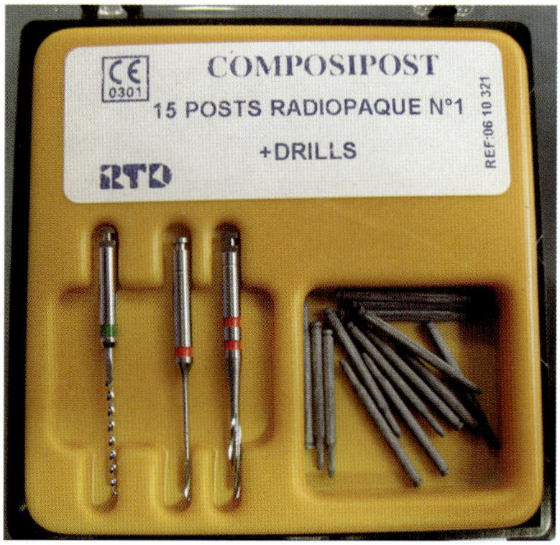

图3-1 最初的碳纤维桩（法国RTD公司生产）

在纤维桩最初十几年的发展中，研究改进的重点始终放在“固位”和“抗折”上。纤维桩本身具有各向异性，不同部位的弹性模量存在差别。为了解决这一问题，学者们研发了与纤维桩相配套的粘接系统，并逐渐形成纤维桩产品套装。

当纤维桩与根管内壁牙本质之间加入一薄层粘接树脂后，由于各向异性造成的应力集中明显改善。

为保证加入粘接树脂后纤维桩仍能做到“被动粘接”，还有的产品设计了与长轴平行的排溢沟。除此之外，为了达到增加“固位”的目的，纤维桩开始出现不同的表面形态，以增加粘接面积；同时更加贴合根管内壁的单一锥度、双锥度纤维桩也被生产开发出来。

近年来，随着美学修复的发展，美学因素也开始被更多地考虑到纤维桩的研发中。学者们试图在保证原有“固位”和“抗折”的基础上使纤维桩更加美观。

首先出现的是“白加黑”，即传统黑色碳纤维桩外包裹白色的石英纤维，而后这一类型纤维桩逐渐被“纯白”所取代，即完全由玻璃纤维和基质形成的纤维桩。现如今主流的纤维桩则是“半透明”，主要由具有一定通透性的石英或玻璃纤维组成（图3-2）。

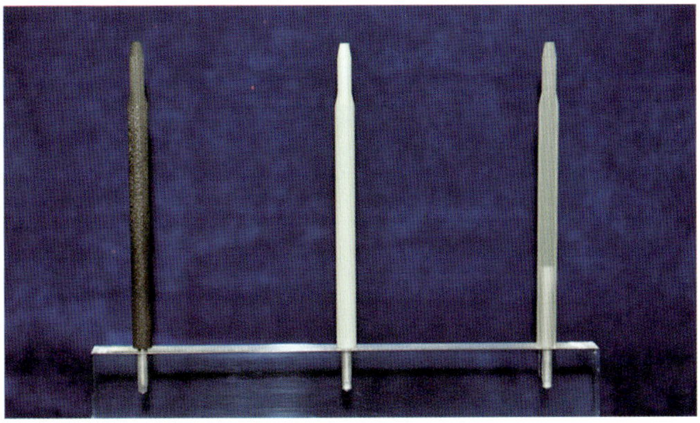

图3-2 纤维桩的发展历史和趋势：黑色、白色、半透明

纤维桩的发展也推动了其配套粘接剂的发展。碳纤维桩时代，粘接树脂均是化学固化的，而具有良好透光性的透明玻璃纤维桩的出现，也使得采用双重固化粘接树脂成为可能。与此同时，一些新的相关产品也纷纷上市，包括树脂强化玻璃纤维、自粘接核树脂等。

纤维桩至今已有二十余年历史。临床上可选择的纤维桩种类非常多，选择品质优良的纤维桩有利于获得较高的长期成功率。面对各种各样品牌的纤维桩（图3-3），我们有时不禁有些疑惑，这些纤维桩到底有没有区别？是不是随便选用哪一个品牌的纤维桩都是一样的呢？

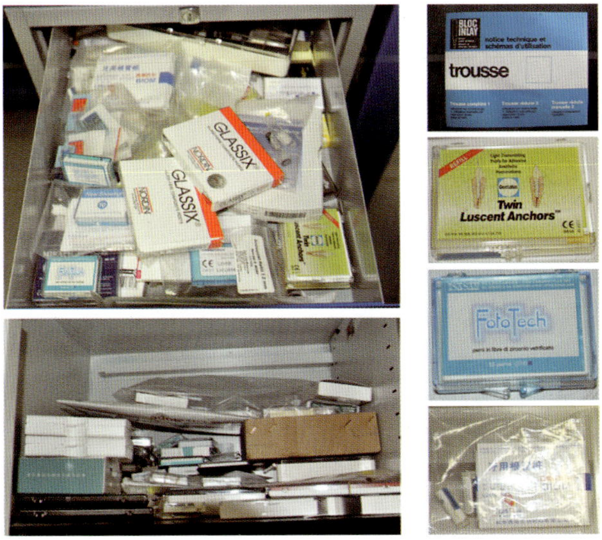

图3-3 不同品牌、琳琅满目的纤维桩

纤维桩的研发需要材料学家、化学家、机械物理学家的基础支持（图3-4）。纤维桩的生产是一个具有较高技术含量的、需要精确控制的自动化过程（图3-5）。在纤维桩生产过程中，还需要高频率的检测、质量控制，才能达到对每个生产环节的掌控，使每根纤维桩的质量都能够值得信赖。国内近年来在纤维桩的制造技术方面也获得了显著进步，欧亚瑞康纤维桩（图3-6）已经获得了国家药监局的注册认证。

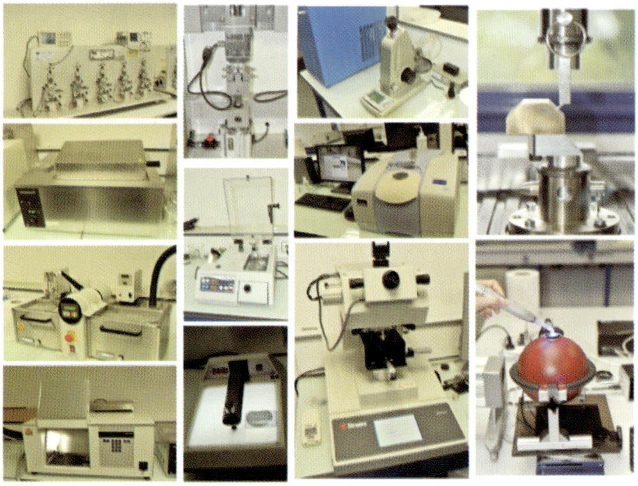

图3-4 纤维桩的研发、检测设备

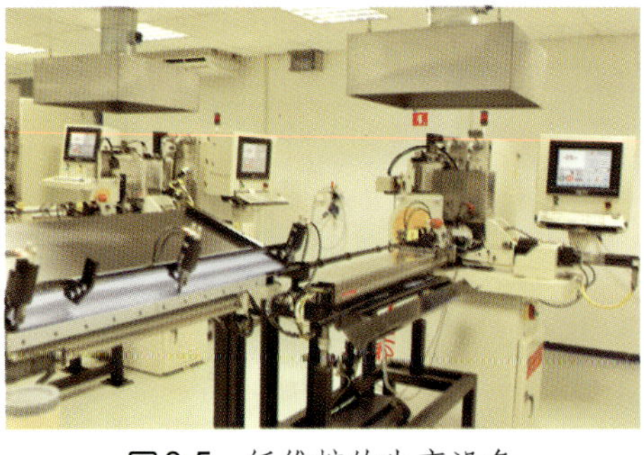

图3-5 纤维桩的生产设备

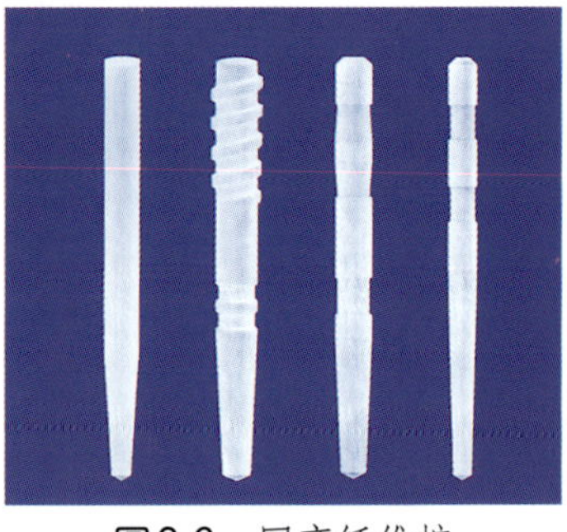

图3-6 国产纤维桩

以下详细阐述选择纤维桩时应考虑的问题。

二、纤维的成分

纤维桩是由树脂基质和增强纤维两部分组成的，增强纤维的类型决定着纤维桩的类型。因此，医生在选择纤维桩系统时首先要明确其增强纤维的成分。

最早的纤维桩出现在1989年，当时采用的是碳纤维增强。碳纤维桩具有许多纤维桩共有的优点，比当时常规应用的金属铸造桩核具有优势，因此得到迅速的推广和接受。

但是碳纤维是黑色的，与牙齿的颜色极其不匹配，不能用于美学修复（图3-7）。后期碳纤维桩改进为黑色轴心、白色主体的结构，但由于碳纤维完全不透光，不利于粘接，因此目前已很少有医生继续使用。

玻璃纤维桩的主要成分是非晶体二氧化硅和其他化合物的混合物，桩体为白色或半透明，适合于美学修复，是目前应用较为广泛的纤维桩系统（图3-8，3-9）。

石英纤维桩的主要成分是结晶态的纯二氧化硅，桩体为半透明，与玻璃纤维桩相比较具有更优良的机械性能、粘接性能和美学性能，是更值得推荐的纤维桩系统（图3-10）。

目前已基本没有公司生产碳纤维桩，法国的RTD公司和美国的BISCO公司生产的纤维桩采用的是石英纤维，其他公司采用的基本都是玻璃纤维。

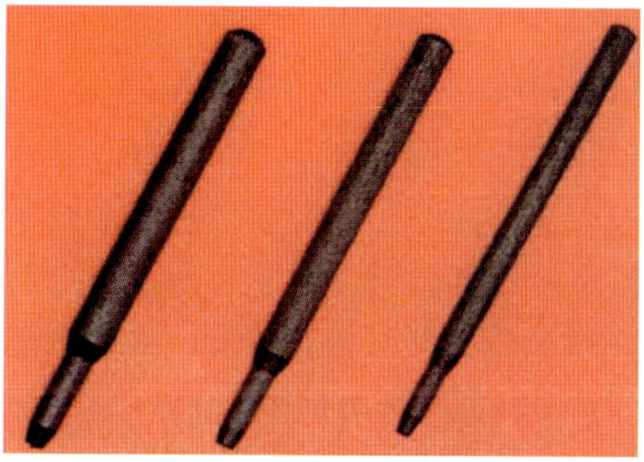
图3-7 黑色的碳纤维桩

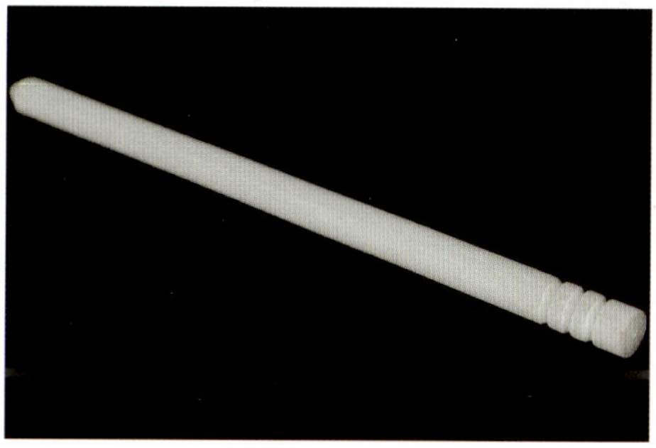
图3-8 白色的玻璃纤维桩

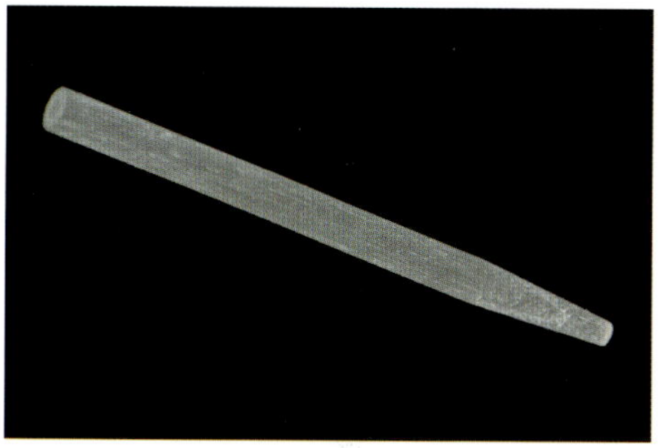
图3-9 半透明的玻璃纤维桩

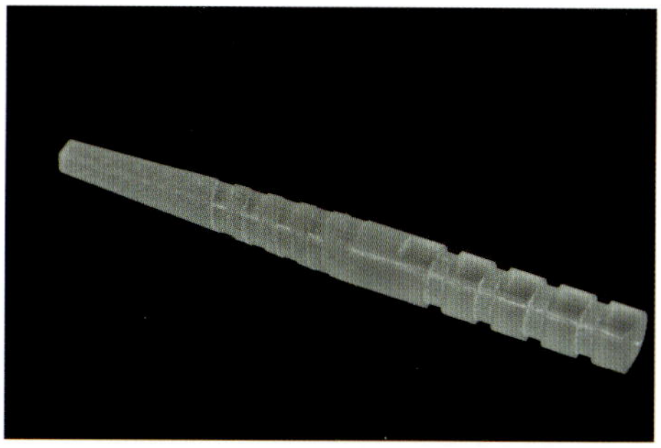
图3-10 半透明的石英纤维桩

三、增强纤维的含量

纤维桩的两种组成成分——树脂基质和增强纤维的合理比例是影响纤维桩性能的重要因素，目前可见的纤维桩中增强纤维含量大约在40% ~ 80%之间（图3-11，3-12）。

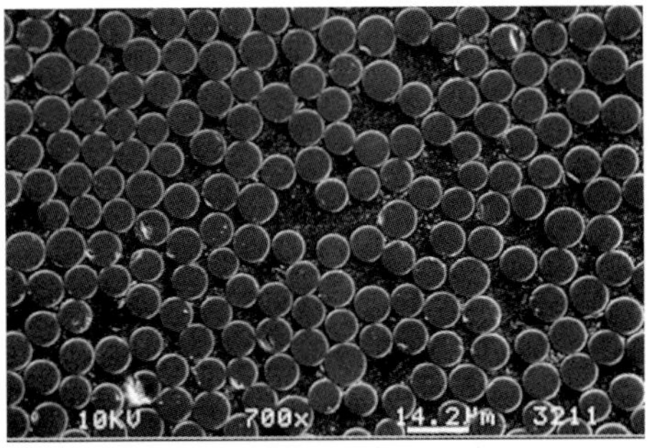

图3-11 纤维含量较高的桩

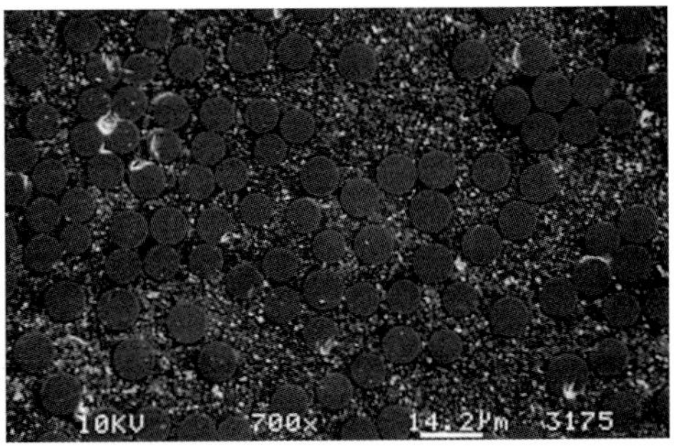

图3-12 纤维含量较低的桩

在增强纤维质量同等的情况下，纤维的含量低可以降低纤维桩的成本，因此价位较低的纤维桩通常纤维含量较低，有些会在40%上下。但是纤维含量降低的同时，纤维桩的机械强度也会受到明显影响，因此这类桩核最好不要应用在承受剪切力量明显的前牙区域。对于后牙区域，基牙及桩核承受的主要是垂直方向的殆力，并且可以利用多根管进行纤维桩核修复，选择这类纤维桩带来的问题不太明显，同时还可以节约一定的临床材料成本。

目前主流纤维桩的增强纤维含量都是在60%上下，一方面足够的纤维含量是保证纤维桩具有足够机械强度的重要基础，同时适量的树脂基质可以很好地将增强纤维包裹形成整体，也可以增强纤维桩的整体强度。

个别品牌的纤维桩中增强纤维的含量达到80%上下。从增强纤维的角度看，高含量似乎可以增强桩的强度，但是另一方面，过低的树脂含量使纤维桩的整体性容易遭到破坏。

这类纤维桩在外力作用下，桩体容易出现“散开”的问题。而增强纤维的特性是很多束在一起形成整体时的机械强度很好，一旦“散开”则机械强度很低。因此纤维含量超高的纤维桩通常并不是最好的选择。

增强纤维与树脂基质的聚合破坏造成“散开”对于纤维桩来讲是非常致命的问题。

纤维含量相同的纤维桩，其发生“散开”问题的概率也会因其加工方法、加工水平不同而有差异。有些纤维桩在采用砂盘切断时就会发生“散开”的现象，而好的纤维桩在采用砂盘切断时则可以保持非常好的完整性（图3-13，3-14）。

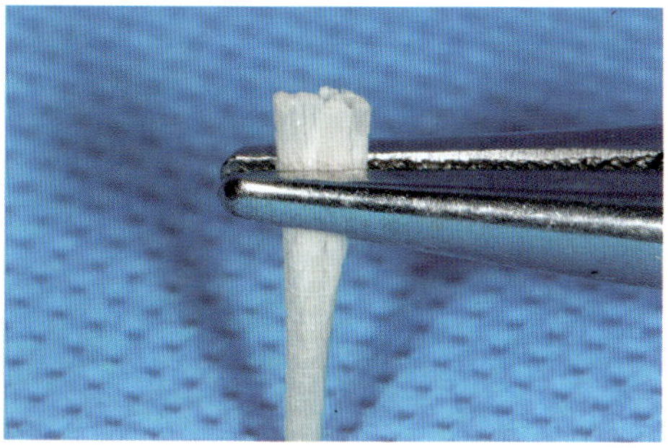

图3-13 质量不佳的纤维桩在外力作用下容易丧失完整性，严重影响其强度

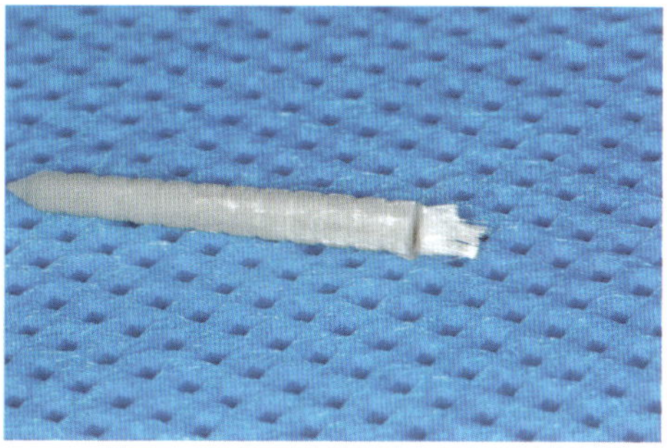

图3-14 质量不佳的纤维桩在采用砂盘切断时会发生“散开”的问题

在选择纤维桩系统时我们需要关注这一关键性能，必要时通过简单的检测即可基本掌握材料的性能情况（图3-15，3-16）。同时也提醒我们，在临床上进行纤维桩的截断时，需要采用锋利的切盘，或粘接后在口内采用锋利的金刚砂车针。

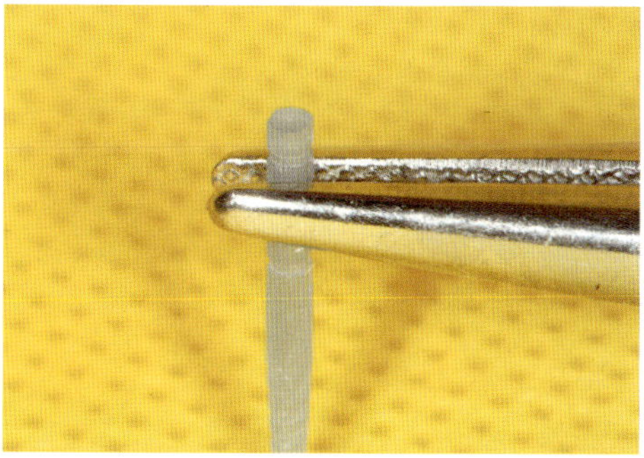

图3-15 好的纤维桩可以承受较大的外力，保持其整体性

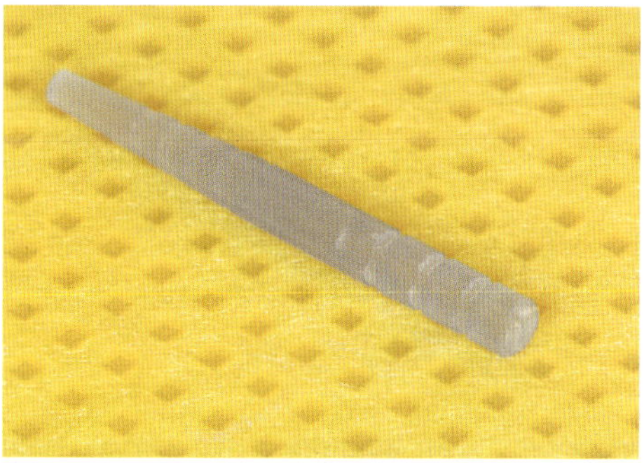

图3-16 好的纤维桩在采用砂盘切断时可以保持完整性

四、纤维桩的锥度

与金属预成桩一样，纤维桩也有不同的形态、多种多样的锥度，总体上

也首先分为平行桩和锥形桩两大类，体现着不同厂家的设计思路。

在以往对金属桩核的研究中，有学者曾提出平行桩可以将冠方的受力垂直传递、不易对根管壁产生侧向力，因此可以减少牙根劈裂折断的机会；还有学者提出平行桩的粘接强度更大、不易发生脱落。

但更多的学者认为平行桩对根尖部的预备量较大，削弱了根管的强度；也有学者进一步提出，如果真的发挥平行桩固位力强的优势，则需要将根管内预备成平行的形态，则势必需要增加根尖部的牙体预备量，进而进一步削弱根管的强度，不符合修复的生物性原则。

无论从科研角度如何分析，在应用金属桩核修复时，被大多数医生所广泛采用的还是锥形桩核。

针对纤维桩这两种锥度特点的研究并不多，笔者认为，临床医生需要选择锥度与根管形态接近的纤维桩，可以相对减少牙体预备量，增加纤维桩与根管的密合性。因此，根管的实际形态是选择桩核形态的最重要参考。

鉴于根管本身的形态特点、根管治疗后根管的形态特点，锥形桩具有更好的适合性。目前锥形桩也是纤维桩的主流。但是不同厂家设计的纤维桩的锥度都有所不同，有些较大，有些较小，还有些采用了双锥度。

总体来讲，笔者不建议选用平行设计的纤维桩（图3-17），同时，对于锥度过大的纤维桩也要慎重选用，否则可能造成牙颈部的过度预备，同时固位力下降。建议选择带有一定的锥度、与根管形态匹配的纤维桩（图3-18，3-19）。

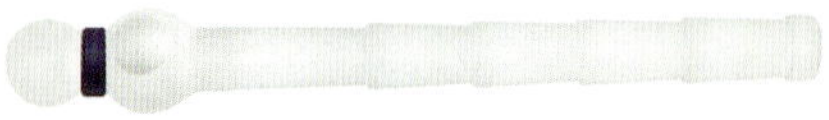

图3-17　平行纤维桩

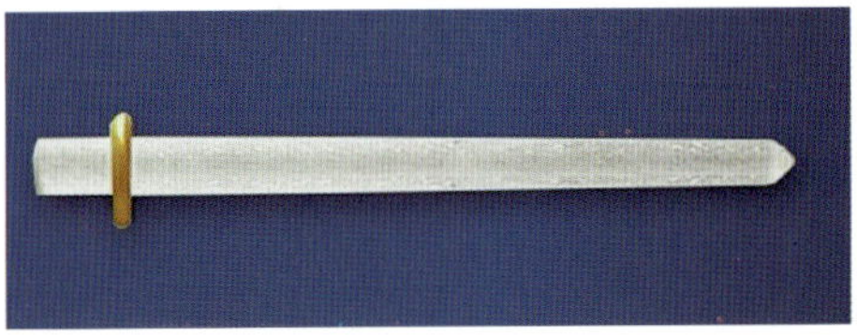

图3-18　锥形纤维桩

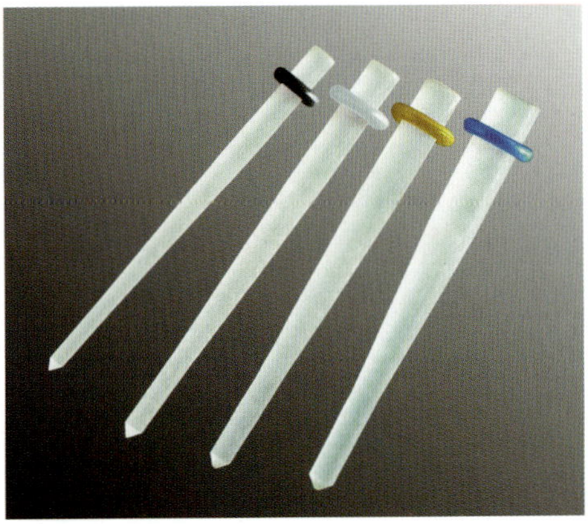

图3-19　双锥度纤维桩

五、纤维桩的表面形态

传统的纤维桩的表面都是光滑、没有特殊表面形态的，这对于粘接来讲是一个薄弱因素。

较新的纤维桩进行了表面形态的设计。有些纤维桩在根管内部分的表面具有特殊切割的表面形态（图3-20），其目的是形成倒凹、增强粘接强度。

已有研究证明，这样的表面形态设计对于粘接强度确有增强效果，是选择纤维桩时值得考虑的因素。但也有人提出切割出的特殊表面形态会减小纤维桩的有效直径、降低纤维桩的机械强度。

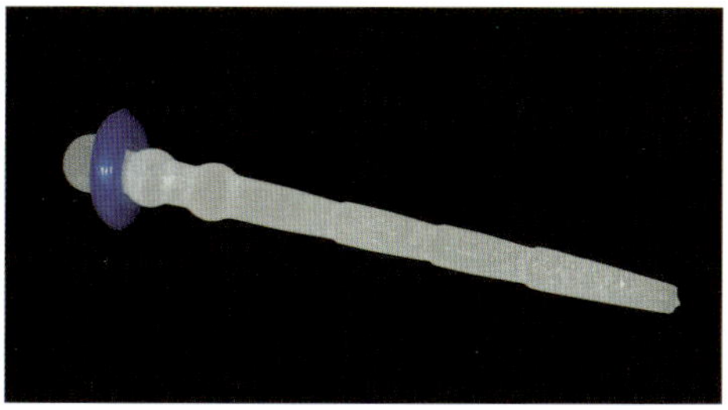

图3-20 连续切割的表面形态

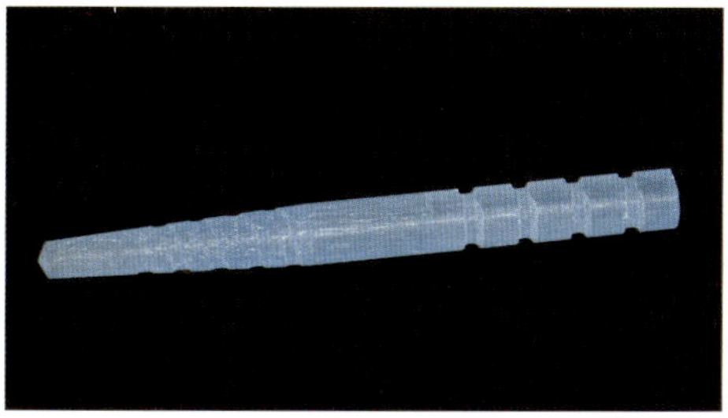

图3-21 根管内局部切割的表面形态

针对这种质疑，有些纤维桩改进了切割方式，在对于应力较为集中的牙颈部部分不进行切割，只针对根管内和根管外进行形态切割（图3-21），既增强了纤维桩与粘接树脂之间的粘接强度，也没有破坏纤维桩的机械强度。

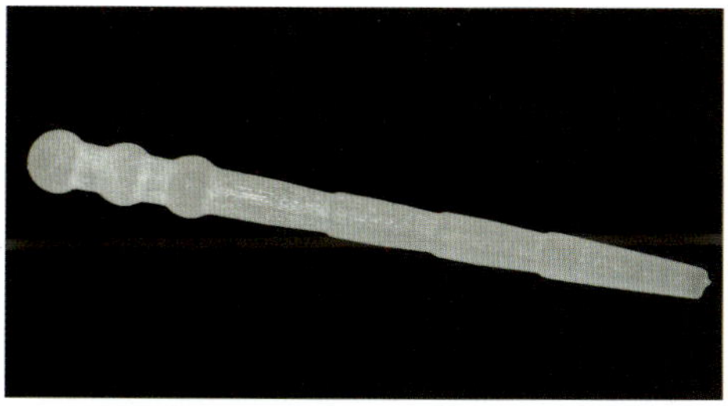

图3-22 连续的圆球形的核树脂固位形

有些纤维桩的根管外部分被设计切割成连续的圆球形（图3-22），既可以增加核树脂的固位，又可以最大限度地减小核树脂内部的应力集中。

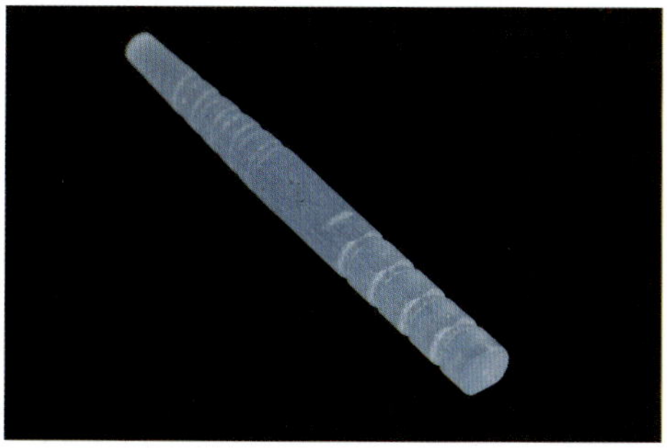

图3-23 圆柱形核树脂固位形

但有学者提出，圆球形的固位形态其实并不能很好的防止核树脂旋转，因此有些产品将固位形态进一步改进，设计为连续的圆柱形（图3-23）。

六、纤维桩的表面处理

较为传统的纤维桩的表面是未经特殊设计和处理的，较为新型的纤维桩表面都增加了一些处理技术，如特殊的研磨处理、预喷砂处理、预硅烷化处理、酸蚀处理等，目的都是增强纤维桩表面的界面粘接强度，其中有些处理方式的临床意义已经得到了验证。

七、纤维桩的透光性

不同的纤维桩透光性不同。整体上看，碳纤维桩和白色的玻璃纤维桩基本不透光，半透明的玻璃纤维桩具有一定的透光能力，半透明的石英纤维桩透光能力最强。

临床上应该尽量选择透光性较好的纤维桩，以利于光线沿纤维桩向根管内部传导，促进粘接树脂固化，以增强纤维桩的粘接强度，防止因粘接树脂固化不全导致的粘接失败。

需要强调的是，纤维桩的透光性与透明度并不是一个概念，并且有时并不成正比，医生可对自己选用的纤维桩的透光性进行实际验证（图3-24）。

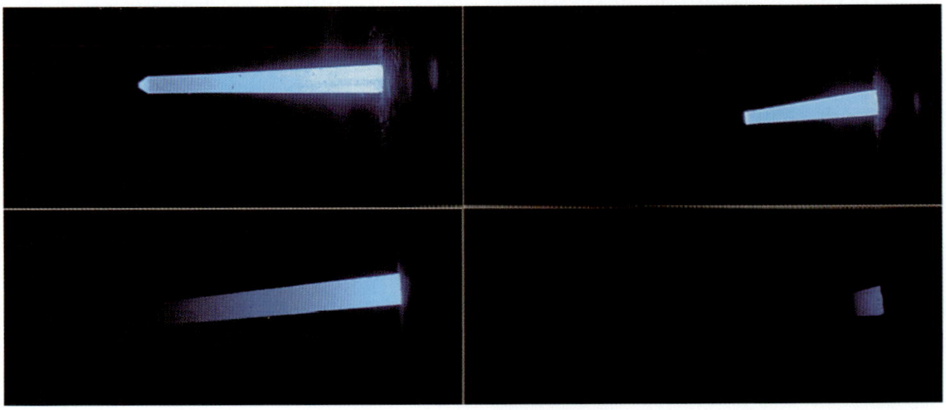

图3-24 不同纤维桩的透光性能

八、纤维桩的X线阻射性能

桩核修复完成后，再次进行放射检查会发现，有些纤维桩具有一定的X线阻射能力，在X线片上可以看清其长度与直径，而另一些纤维桩则不具备X线阻射能力，根管内形成空腔的效果，不利于检查、诊断。

早期的碳纤维桩和玻璃纤维桩都不具有X线阻射能力，这会给一些临床工作带来不便。目前很多玻璃纤维桩和石英纤维桩都增加了X线阻射成分，在一定程度上解决了这一问题。

不过不同品牌纤维桩的X线阻射能力还是有比较明显的差异（图3-25），临床医生可以很简单地对纤维桩的这一性能进行验证。值得一提的是，纤维桩的X线阻射能力与其直径有关，通常来说直径越大，其阻射能力越大。

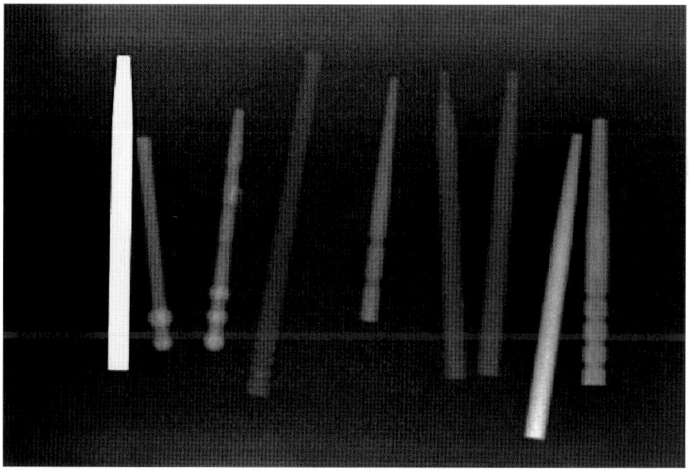

图3-25 不同品牌的纤维桩具有明显不同的X线阻射能力

第四章　纤维桩的牙体预备

Chapter 4　Tooth preparation issues of fiber post restoration

纤维桩核系统在临床应用中获得长期成功，与实际应用中的很多细节密切相关，任何一个环节出现疏忽、错误，都会影响长期修复效果。

牙体预备是纤维桩修复前的重要准备工作，本章重点探讨有可能影响纤维桩修复成败的牙体预备问题。

In order to get long-term success when using fiber post restorations, many details should be considered. Any neglect and mistake will impact on the long-term effect.

This chapter focuses on the problems occurred during tooth preparation, which may impact the success rate of fiber post system.

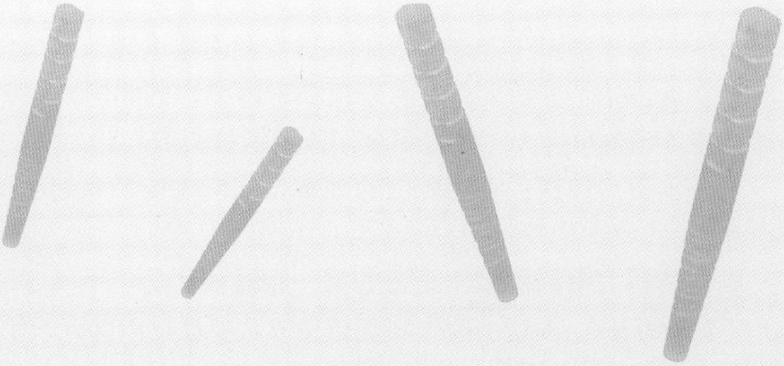

一、初步牙体预备

纤维桩修复流程中的第一步，应该是按照最终冠修复体的牙体预备要求进行牙体初步预备，在这个过程中，需要注意尽量保存牙本质肩领、尽量保存正常牙体组织。

牙本质肩领的意义在前面的章节中已经反复强调。存在牙本质肩领的患牙，发生修复后牙齿折裂的机会明显低于没有完整牙本质肩领的患牙。因此，无论在任何时候，尽量保存或创造牙本质肩领都是非常重要和必要的。

实际上，即使是在条件很有限的时候，将修复体边缘设计在龈下，有时也可以创造出一定量的牙本质肩领（图4-1，4-2）。

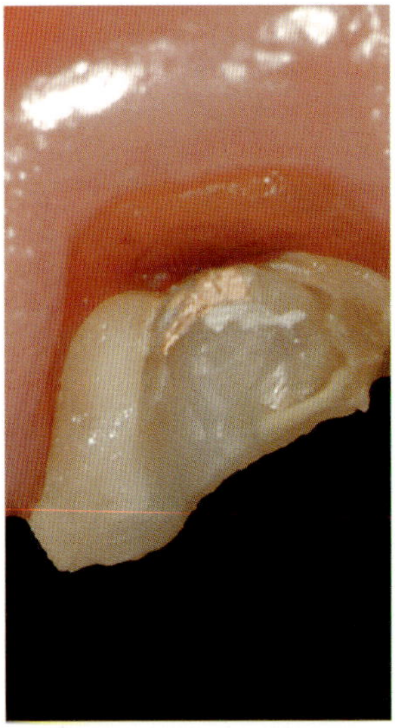

图4-1 牙体破坏严重

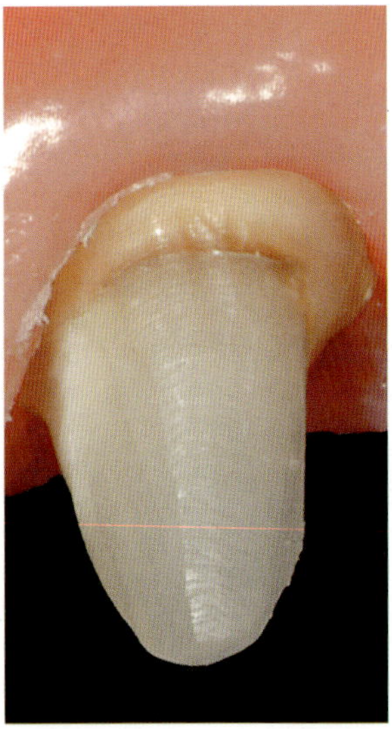

图4-2 形成少量牙本质肩领

当然，也不能因为过度追求牙本质肩领而造成龈下边缘位置过深，破坏生物学宽度；有时还要综合考虑牙颈部牙体缩窄的问题，避免因边缘位置改变造成牙体预备量过大、减弱剩余牙体组织抗力的问题。

对牙本质肩领这一重要概念的理解，甚至改变了我们对于桩核修复操作理念和方法。

以往教科书中桩核牙体预备的第一步操作，是“平齐近远中牙龈乳头高度水平截断基牙”，而这一操作将直接造成基牙近远中部分的牙本质肩领丧失。

更科学的临床操作观念应该从“尽量保存牙本质肩领”这一概念出发，推广到“尽量保留正常牙体组织”。

初步牙体预备的原则是首先为冠修复体预留出足够的空间，之后去净髓腔内的暂封物和根充物，再去除薄壁弱尖等薄弱的牙体组织，剩余牙体组织的厚度应在1mm以上。

初步的牙体预备要尽量在龈上进行，尽量保留牙颈部的剩余牙体组织，以利于粘接过程中的隔湿。待纤维桩粘接完成、树脂核形成后，再进行精细的牙体预备（图4-3 ~ 4-6）。

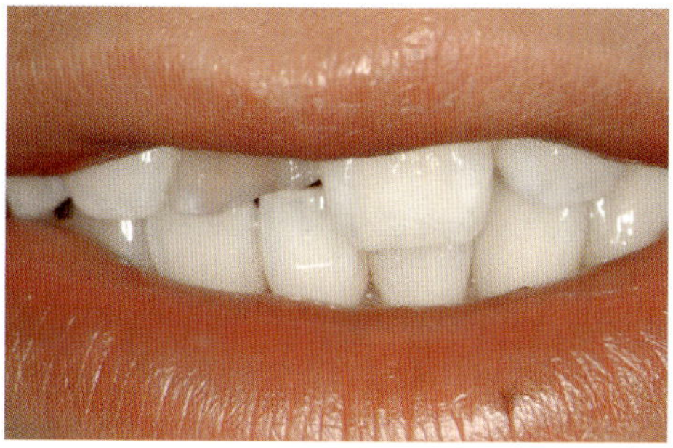

图4-3 牙体缺损、变色

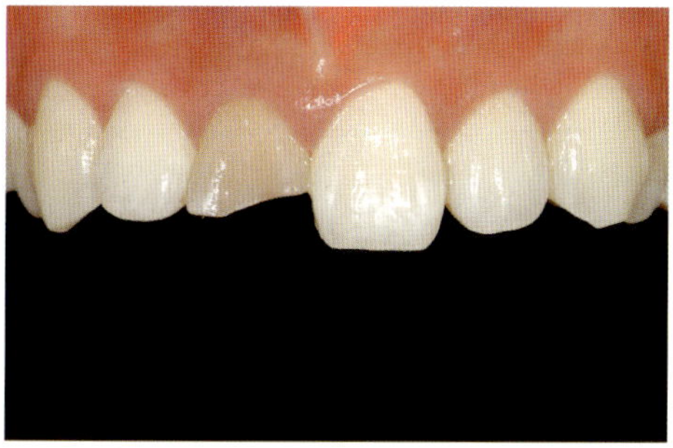

图4-4 牙体缺损变色

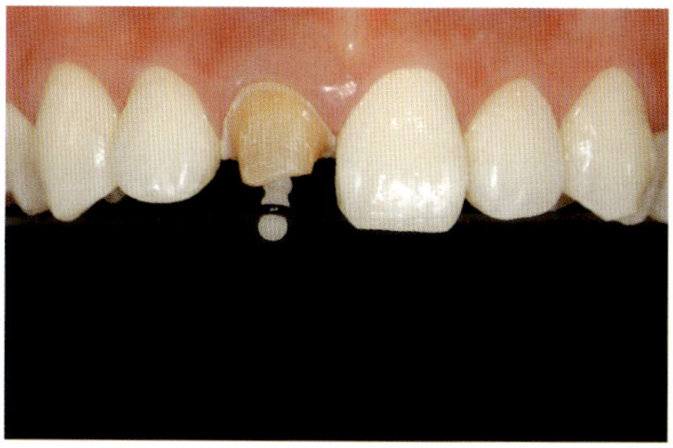

图4-5 牙体初步预备、纤维桩粘接

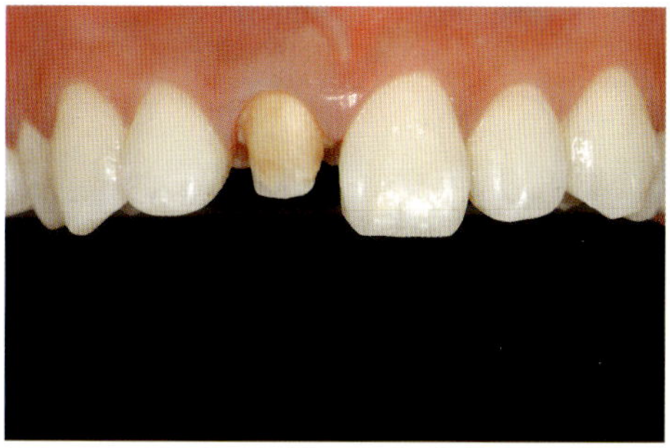

图4-6 牙体预备后

初步牙体预备中应严格避免对牙龈的损伤，以免对粘接造成影响，如果操作不慎损伤牙龈、造成出血，则需尽快采用止血剂止血（图4-7，4-8）。

初步牙体预备中针对髓腔内壁的基本预备原则，是创造纤维桩就位的直线通路，使其能够顺利放入根管内。但不必完全去除所有髓腔内壁与根管之间的倒凹，只要不影响纤维桩的就位即可。

这一点对于根管方向与对侧髓腔内壁存在明显角度的磨牙和髓室内壁存

在缺损、倒凹的前牙都非常重要，如果采用金属铸造桩核，髓腔内壁与根管之间的倒凹就需要去除，否则就会影响桩核的就位，或者只能在桩核与髓腔壁之间留出间隙，依靠粘接剂封闭。而纤维桩是先粘接桩、后在口内形成核，因此可以保留更多的正常牙体组织（图4-9，4-10）。

初步牙体预备的目的还包括更好的观察和评估牙体的缺损情况，并进行纤维桩的种类和数量的选择，这部分内容下面将详细讨论。

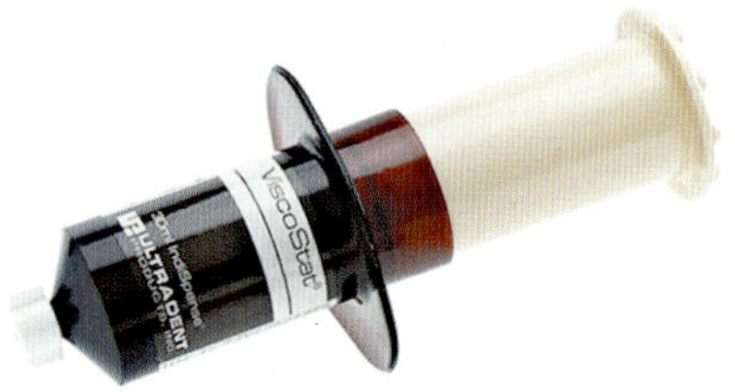

图4-7 硫酸亚铁止血剂

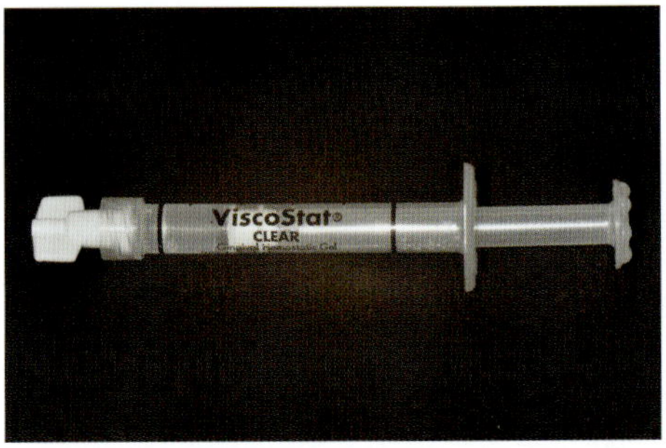

图4-8 氯化铝止血剂

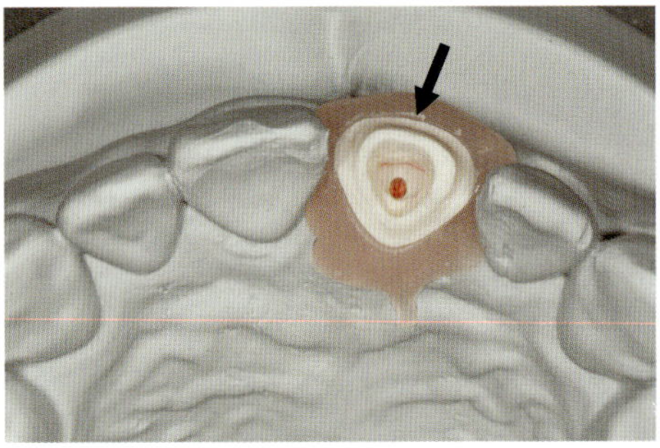

图4-9 金属铸造桩核预备中需对髓腔内壁与根管之间的倒凹进行预备

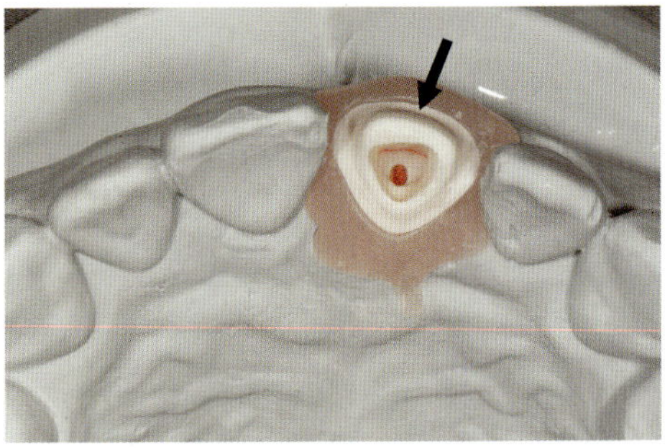

图4-10 纤维桩预备中不必对髓腔内壁与根管之间的倒凹进行预备

二、纤维桩的数量选择

应用桩的首要目的是为核提供固位。当牙体缺损面积较大时，如果仅仅采用一根纤维桩很可能造成核的固位不良，在受到殆力时与桩解体，造成修复体脱落。

应用桩核还可以产生改变剩余牙体组织的应力分布的作用，纤维桩与牙体组织弹性模量接近，可以与剩余牙体形成一体化的结构，有利于应力的平均、分散分布。而这种应力分布的效果与纤维桩应用的数量也存在一定的关系。

因此，纤维桩数量的选择是一个需要注意的问题。在没有必要的情况下，过多的应用纤维桩会造成浪费；但在牙体缺损严重的情况下，应用纤维桩数量不足又可能造成核的固位不良、患牙和修复体的抗力不足，容易造成修复后的失败。

临床上需要根据牙位、缺损情况、根管情况等多方面因素综合考虑患牙中应用纤维桩的数量。

1. 前牙区域 由于金属桩修复后在根管内壁容易形成应力集中，有可能造成剩余牙体断裂，因此在经典理论中，死髓前牙如果牙体缺损面积相对较小、对冠修复体的固位影响较小时，可以不必进行桩核修复。但是由于牙冠的牙体预备，尤其是全瓷冠的牙体预备，牙颈部磨削量较大，剩余牙体组织的抗力被严重削弱，因此临床上可以发现很多发生修复后冠折的患者。

而由于纤维桩的弹性模量与牙本质接近，不易造成根管壁的应力集中、不易造成剩余牙体断裂，因此在冠修复前采用纤维桩核修复就成为一种有利无害的治疗形式，可以成为常规应用的治疗形式，以此达到分散应力、避免剩余牙齿牙颈部折断的作用，提高修复体的长期成功率。

前牙区通常是单根管，因此常规采用单根纤维桩，在少数根冠破坏非常严重的情况下，可能采用多根纤维桩，这将在下面的内容中介绍。

2. 前磨牙 前磨牙牙冠修复前是否需要桩核修复、植入纤维桩的数量需要根据牙体缺损的具体情况、根管情况确定。

牙体缺损量很少的死髓前磨牙，如果没有边缘嵴的破坏，仅有开髓洞型，根管治疗后一般充填即可，并不需要牙冠修复，当然也就没有必要进行纤维桩修复。如果患牙仅有开髓洞型，没有明显的牙体缺损，只是由于颜色等问题考虑进行冠修复，则仍然不一定需要采用桩核修复，可以充填后直接牙冠修复。

如果患牙仅存在小面积洞壁缺损，即使不进行桩核修复、充填后直接进行牙冠修复，失败率也并不高，而采用金属桩又有可能造成根管内壁应力集中，因此经典理论在这种情况下是不建议采用金属桩修复的。

但是，由于采用纤维桩并不会造成根管内壁应力集中，因此即使是一壁缺损，采用纤维桩修复也是有意义的。因为前磨牙通常颈部缩窄明显，冠修复牙体预备后颈部剩余牙体组织较薄弱，文献证明还是有10%左右的牙齿会发生剩余牙体折断，采用纤维桩可以避免这部分病例修复后失败，具有临床意义。

当患牙缺损面积较大时，采用纤维桩修复的必要性就更加明显。需要强调的另一个问题是，在患牙为双根管或扁根管的情况下，不应盲目扩大根管、采用一根较粗大的纤维桩，而应该采用两根与根管直径协调的纤维桩，达到既不过分破坏根管壁、又增强剩余牙体抗力的作用（图4-11 ~ 4-13）。

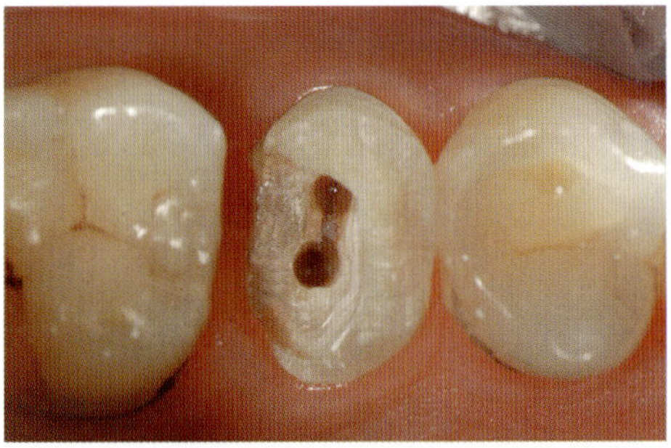

图4-11 双根管的前磨牙

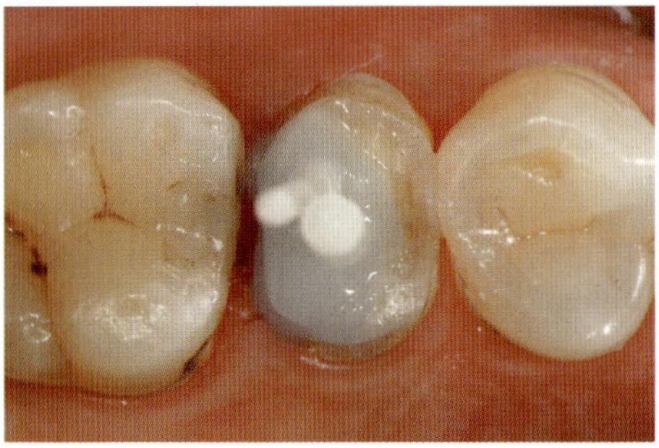

图4-12 植入两根纤维桩

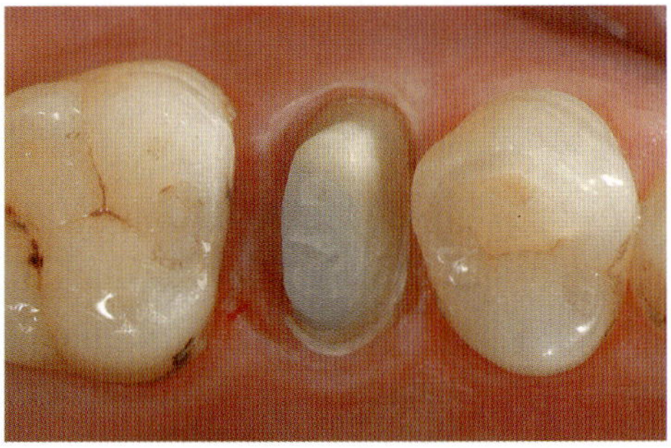

图4-13 牙体预备后

3. **磨牙** 磨牙由于牙体组织较粗大，因此在小于一壁缺损的情况下，没有必要采用桩核修复，可以在充填后直接进行冠修复。在牙体缺损较明显的情况下，需要根据缺损情况确定纤维桩的数量，通常一壁缺损采用一根纤维桩即可（图4-14 ~ 4-17），二壁缺损采用两个根管粘接纤维桩（图4-18，4-19），三壁及三壁以上缺损则选用尽量多的根管粘接纤维桩（图4-20 ~ 4-25）。当然，在余留轴壁比较强大、具有一定的机械固位效果时，也可采用嵌体或高嵌体等修复形式。有些学者建议充分利用髓腔固位，也有些学者建议先行纤维桩核修复，再进行嵌体、高嵌体修复。这与最终修复体的材料选择也有密切关系。

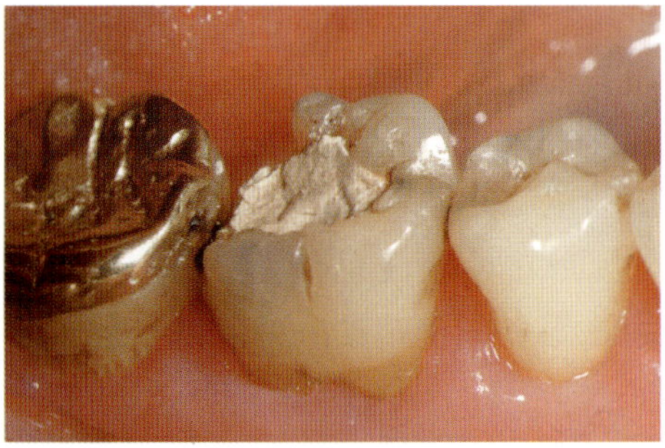

图4-14 治疗后待修复的患牙

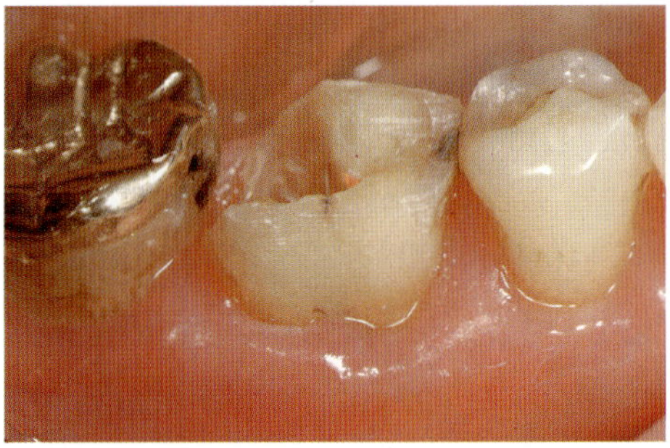

图4-15 初步牙体预备，一壁缺损

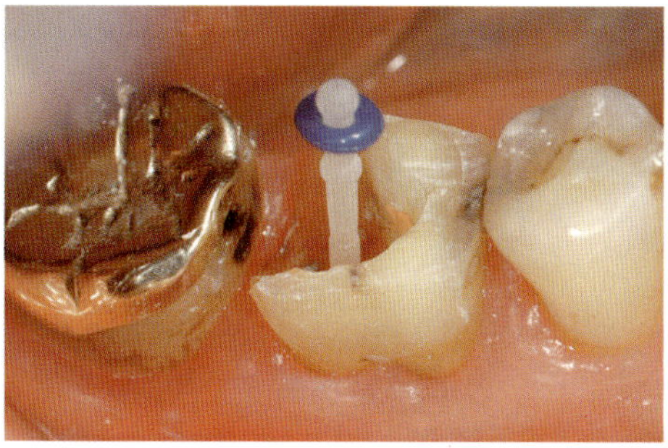
图4-16 采用一根纤维桩修复

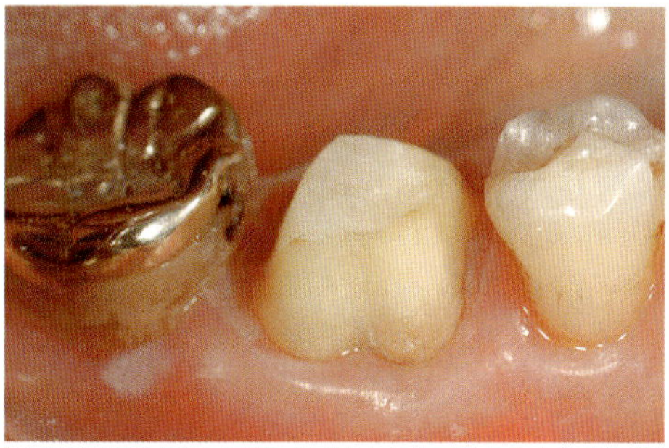
图4-17 完成牙体预备

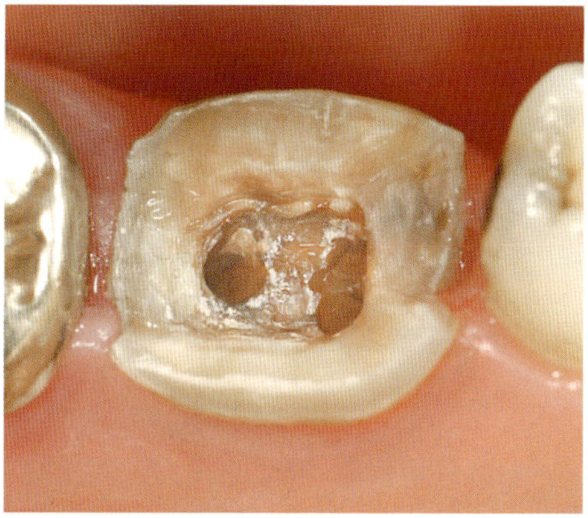
图4-18 两壁缺损的患牙

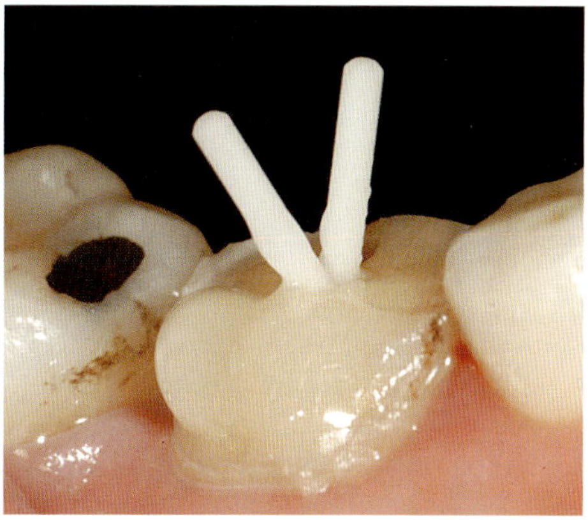
图4-19 采用两根纤维桩修复

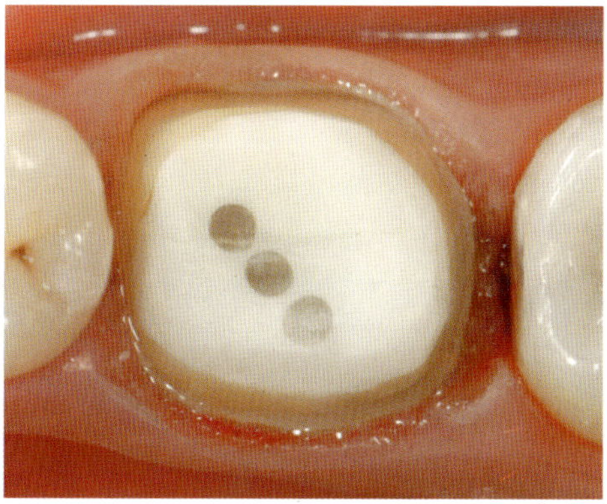
图4-20 采用三根纤维桩修复

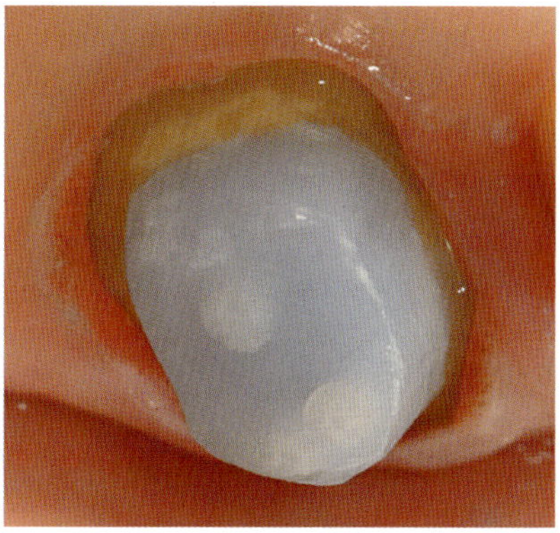
图4-21 采用三根纤维桩修复

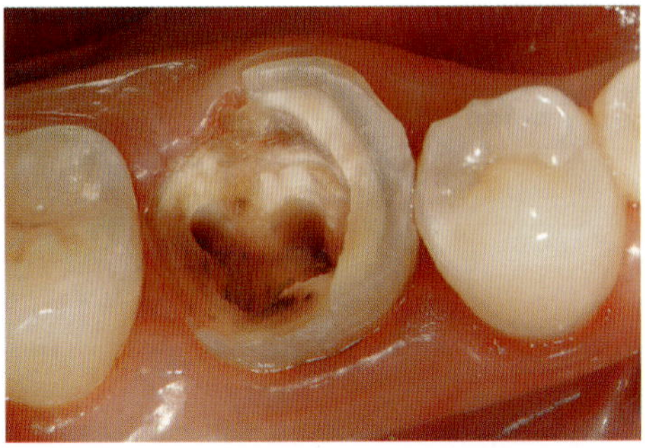

图4-22 缺损面积非常大的患牙

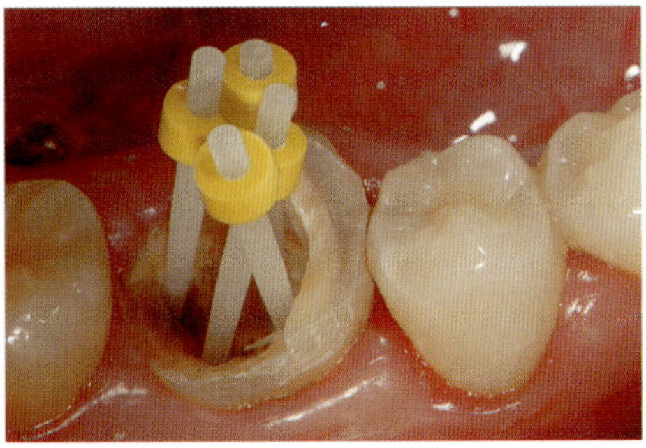

图4-23 拟采用四根纤维桩修复

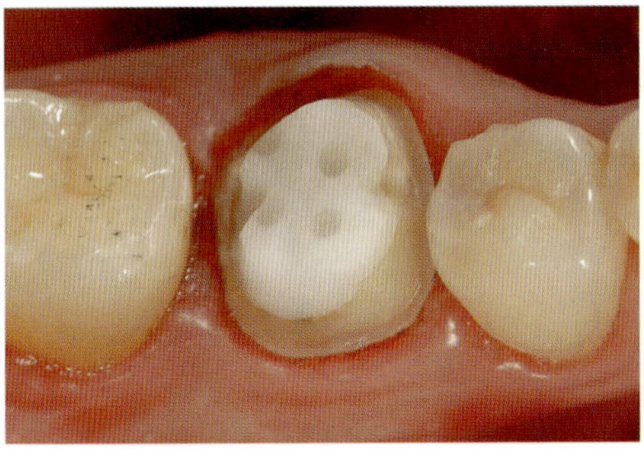

图4-24 采用四根纤维桩修复后

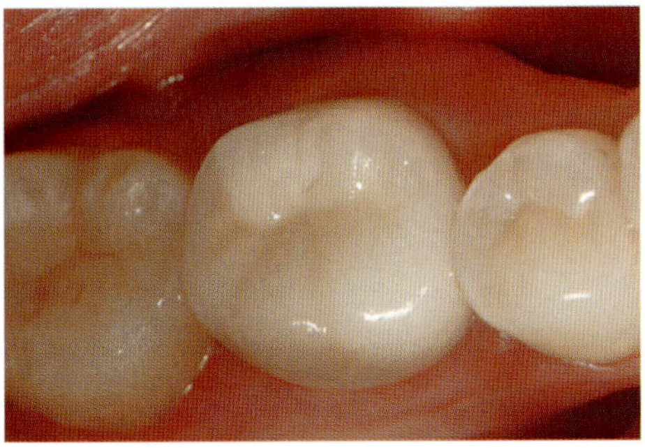

图4-25 全瓷冠修复后

采用多根管植入纤维桩，一方面可以利用不同根管之间的角度形成制锁作用，增强桩、核的固位；另一方面，还可以通过增加桩的数量，提高“桩核-牙体-修复体”这一整体结构的强度，避免由于纤维桩弹性模量低可能带来的弯曲动度和微渗漏问题，保证修复体的长期成功。

三、桩道的制备

桩道的预备大体分为三个步骤，分别采用pissco钻（图4-26）和与纤维桩相匹配的成型钻（图4-27，4-28）。

首先采用pissco钻进行初始预备，之后采用成型钻进行桩道成型，最后再次采用pissco钻进行根管清洁。

Pissco钻初始预备的目的是达到需要的预备深度。首先根据牙齿的根管长度、缺损情况、X线片确定桩道预备的长度，并进行适当的标记（图4-29），通常桩道预备的最小长度是达到桩冠比1∶1。经典的桩核根管预备方法是采用pissco钻从小号到大号逐级预备，达到需要的长度和直径。

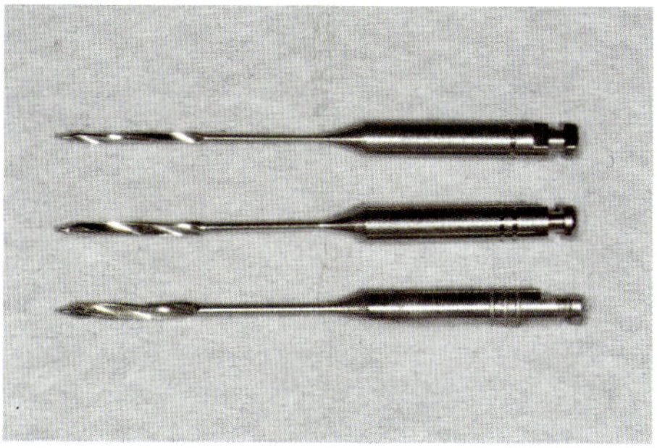

图4-26 pissco钻

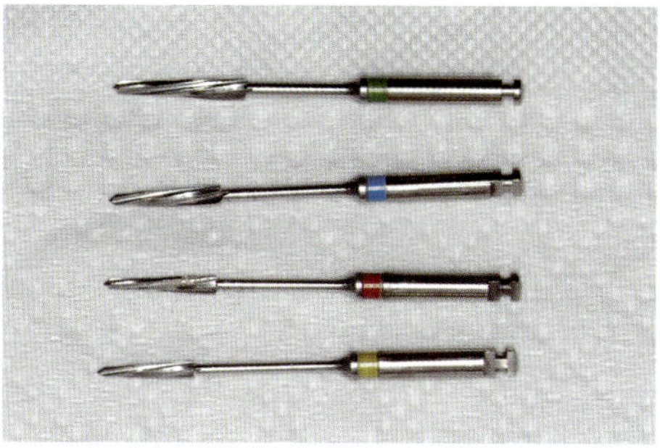

图4-27 RTD纤维桩预备车针

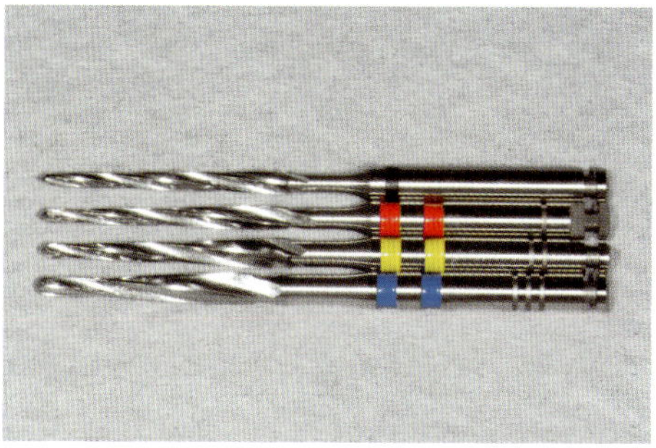

图4-28 BISCO纤维桩预备车针

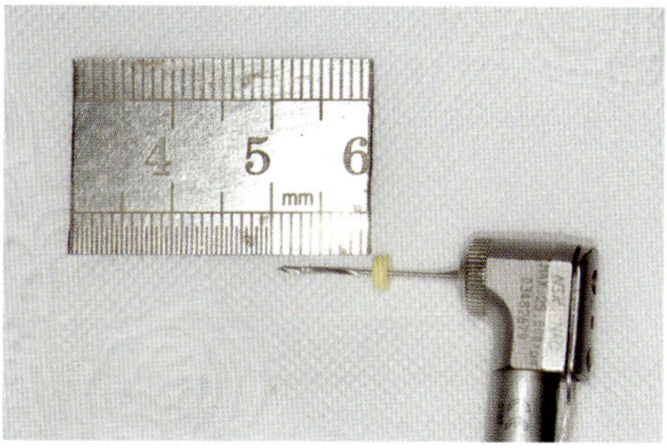

图4-29 标记预备长度

随着镍钛根管系统近年来在临床中的普遍应用，根管治疗过程中对根管的预备直径较以往明显扩大，因此，进行桩核根管预备时应根据根管具体情况选择初始钻，使之可以顺利地达到必要长度，并且不会超过预定长度。一般选择2号或3号pissco钻作为预备的起始钻，通常不需要使用1号pissco钻。桩道预备中首先采用1号pissco钻进行预备，因其直径过细，应用不慎有可能出现预备长度过大、根尖封闭不足的问题。桩道初步预备后应使用牙周探针探查预备深度。

桩道预备接近预定直径后，采用与纤维桩配套的成型钻进行根管形态的成型，使之与桩在最大限度上密切吻合。

经典理论中对桩核直径的要求是根管直径的1/3，以同时保证修复体和剩余牙体组织的抗力（图4-30，4-31）。实际操作中对于单根管的患牙可以参考这一标准，对于准备采用多个纤维桩的多根管患牙，不需要过分追求桩核的直径，避免根管壁被过度破坏。

有些纤维桩提供了各型号纤维桩适用的根管位置（图4-32），需要注意国内外牙齿大小的区别，在相同牙位情况下，通常中国人需要采用比欧洲人小

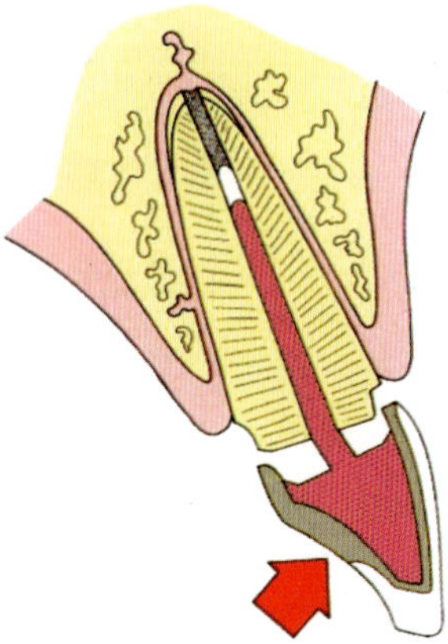

图4-30 桩直径过小导致变形、折断

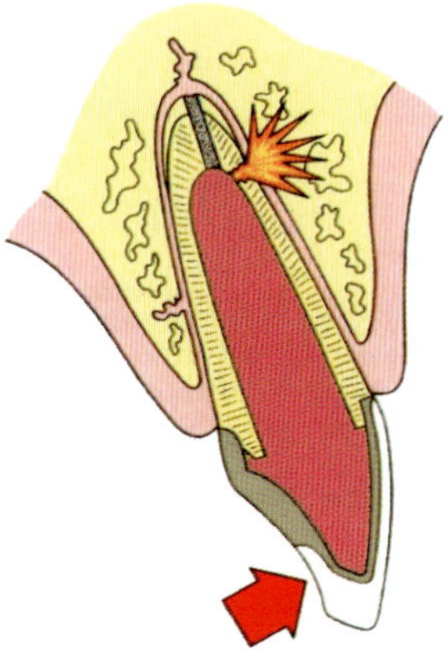

图4-31 桩直径过大导致剩余牙体抗力不足

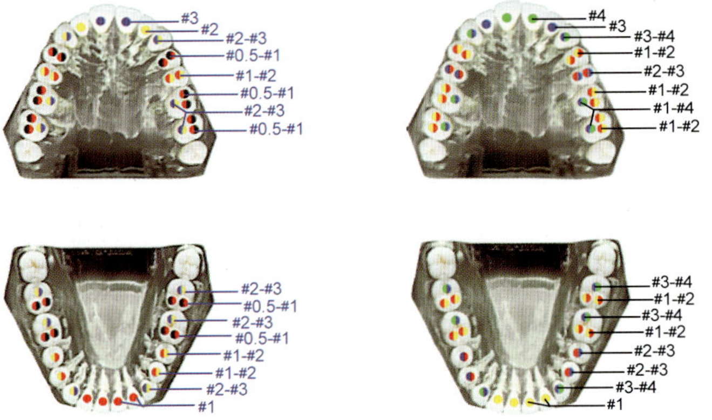

图4-32 纤维桩说明中提供牙位-型号建议，需注意与中国人牙齿大小区别的问题

一号的纤维桩。

由于根管形态经常不是圆形，因此需要在使用成型钻后换较小号的P钻，对根管壁进行再次清洁，将整个粘接范围内根管壁的根充糊剂彻底清除，以避免对粘接效果的影响。

在整个桩道预备过程中，如果设备条件允许，建议采用注水预备方式，一方面可以及时地冲洗预备碎屑、保持根管内的清洁，另一方面还可以降温、减少预备中发热对牙周膜的刺激，避免给患者带来不适。

桩道预备完成后，还应该使用垂直加压器压实根管内剩余的根充物，使根尖部的牙胶尖变得紧实，强化根尖封闭；同时，加压时沿着根管壁向根尖方向压，还可以进一步清除根管壁上残留的根充物。

第五章　纤维桩的粘接

Chapter 5　Selection and application of fiber post adhesive systems

纤维桩修复成败的关键在于粘接，并且由于粘接条件的不同，造成纤维桩的粘接与其他修复体的粘接相比具有非常明显的特殊性。

本章讨论了纤维桩粘接材料和粘接方法的选择思路，以及与粘接相关的一系列临床问题。

Successful bonding is the key to fiber post restorations. Because of special bonding conditions, the adhesive of fiber post shows distinctive specificity to other adhesive restorations.

This chapter discusses the choice and method of bonding materials when using fiber post systems. And some clinical problems are also mentioned.

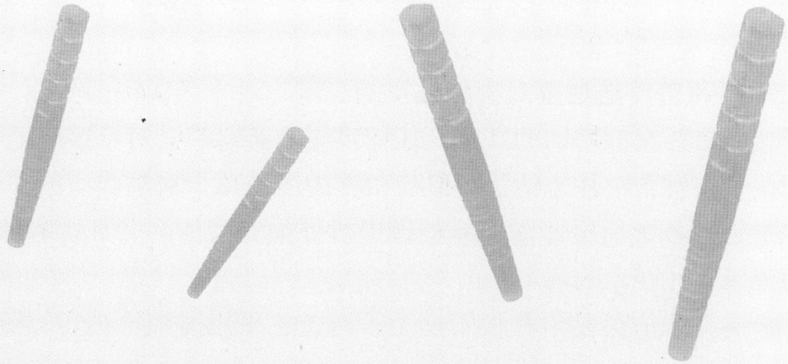

纤维桩的粘接属于牙本质粘接，但由于根管内粘接的特殊条件，使纤维桩的粘接与其他修复体的粘接相比具有非常明显的特殊性，这对粘接材料和粘接方法都提出了特殊要求，对于很多其他操作细节的要求也更高。

一、纤维桩粘接的特点

1. 根充物对于树脂粘接的影响 纤维桩粘接于经过根管治疗、桩道预备的根管内，根充物对于树脂粘接存在潜在的影响。

含有丁香油汀类的根充糊剂对于树脂粘接强度存在直接的影响，即使是无丁香油汀的根充糊剂，如果占据一定的空间，也会减小树脂粘接剂与根管壁的粘接面积，同样会对树脂粘接造成影响。

因此，无论采用的是何种根充物，将粘接长度内的根充物彻底去除都是非常必要的。况且，很多情况下我们无法确认根充物的成分。

但是实际操作中会发现，彻底去除根充物并不容易，如果仅完成成型钻的桩道预备，大部分时候并不能真正去除所有根充物（图5-1）。因此，在成型钻预备后，必须重新更换pissco钻，有意识地对根管壁进行仔细的清洁（图5-2）。

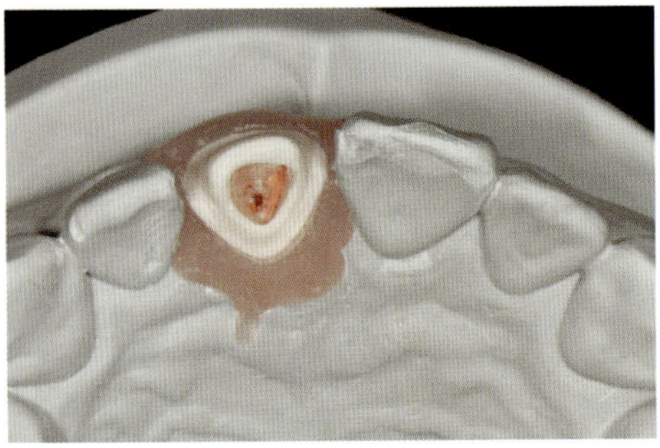

图5-1 未彻底去除根充物

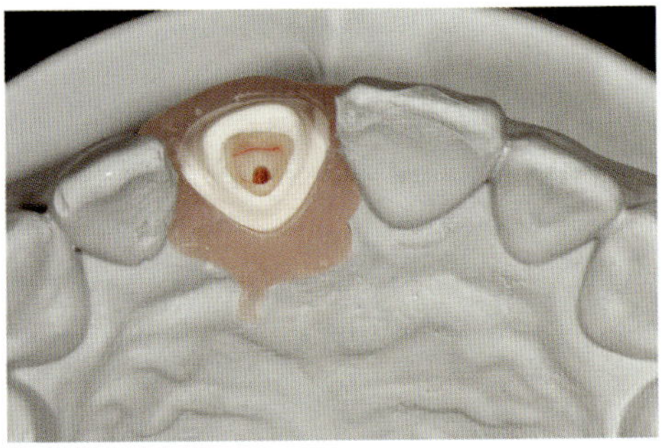

图5-2 彻底去除根充物

2. 根管清洁程度对树脂粘接的影响 对于任何粘接界面，清洁程度都与粘接强度存在很密切的联系，任何残渣的滞留都会对粘接产生不良影响。

桩道预备中注水清洁可以使根管内尽量减少磨削残渣的滞留，即使这样，在桩道预备之后也还需要对桩道进行仔细的清洁，并且这种清洁由于位置较深而存在比较大的困难。

有些残渣会黏附在根管壁上，应首先采用湿棉捻进行擦除，之后再用冲洗器进行认真的流动清洗。仅采用气水枪冲洗是不可能将桩道彻底清洁的，并且如果水气中含有油脂污染，则可能对粘接产生不良影响。

已有文献证明次氯酸钠、过氧化氢、EDTA、生理盐水等成分都会对树脂粘接产生影响，因此在桩道清洁时不建议采用含有这些成分的液体进行冲洗。乙醇对于树脂粘接没有影响，因此推荐采用75%乙醇棉捻进行擦拭、蒸馏水冲洗。

也有文献证明氯己定成分对于树脂粘接有增强作用，因此可以考虑采用含有氯己定成分的冲洗剂清洁桩道。

3. 根管内粘接对光照的影响 根管内是一个非常狭窄、细长的空间，达到充分、全面、有效的粘接是非常困难的，需要认真地调整光照角度，才能使光线获得适宜的照射通道，达到根管深部；同时，由于光的衰减问题，根管深部获得的光照量明显降低，因此需要延长光照时间，才能获得相应的光照效果。

有文献证明，在牙本质表面进行光照10秒即可以获得良好固化效果的材料，在根管内环境需要光固化20 ～ 40秒才能达到同样的效果。

这提示我们，在应用需要光照的材料组分时，需要有意识地延长光照时间。另一方面，在选择材料时，在其他方面相同的情况下，可以选择需要光照的组分、步骤较少的材料，更有利于操作。

4. 粘接间隙的影响 粘接层厚度大是纤维桩粘接中另一个非常重要的特点，这导致纤维桩粘接在选择材料和方法时需要考虑非常特殊的因素。

常规冠桥修复体在制作中需要尽量密合，以保证其获得良好的机械固位。制作精良的冠桥修复体粘接间隙通常很小，可以达到20μm左右。因此，冠桥粘接树脂不仅要保证粘接强度足够大，还有一个很重要的特性就是成膜厚度要足够小。

对于冠桥粘接树脂来讲，在很小厚度的情况下，发生内聚破坏的机会较之发生界面破坏的机会明显低得多，因此评价这一类树脂最重要的指标就是粘接强度，而其自身强度并不是评价这类树脂时的重要内容，并且很多粘接强度非常好的粘接树脂其自身强度并不高。

对于纤维桩粘接来讲，根管形态的特点决定其粘接间隙明显大于冠桥的粘接间隙。虽然选择纤维桩时应尽量选择与根管形态接近的型号，但是完全没有可能达到与冠桥修复体相接近的粘接间隙。有些情况下、有些位置纤维桩与根管壁之间的间隙甚至能够达到0.5 ～ 1mm。

在这种情况下，必须把粘接树脂看做是一个单独的结构层次，如果其自身强度不足，就很有可能在殆力的作用下发生内聚破坏，从而导致整个修复体的破坏。从这点考虑，通常情况下，好的冠桥粘接树脂并不适合粘接纤维桩。

二、粘接材料的选择

1. 粘接系统的选择 一般来讲，全酸蚀粘接系统的粘接强度最高，自酸蚀粘接系统次之，自粘接系统的粘接强度相对较低，几乎所有的体外实验都得出这样的结果。

但纤维桩的粘接是典型的根管内粘接，除了前述的根管内部的碎屑、处理剂等不易清除的问题外，全酸蚀粘接系统中的酸蚀剂同样很难从根管中彻底冲洗去除（图5-3）。根管内一旦有残留酸成分就会对树脂固化产生明显影响，因此从实际操作风险角度分析，自酸蚀粘接系统的粘接效果更可靠，这一点已被很多研究证实。

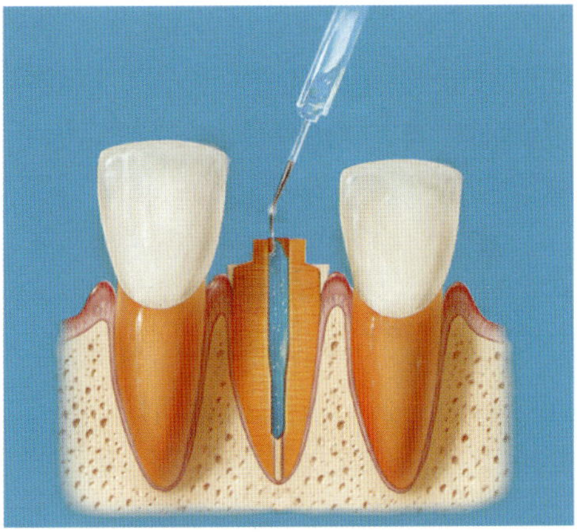

图5-3 酸蚀剂从根管内彻底冲洗存在困难

另外，酸蚀剂对于牙龈可能会造成一定的刺激，因此当患牙缺损比较严重、没有完整的牙本质肩领时，采用自酸蚀粘接系统相对更安全一些。

自粘接树脂在实验室中测量的粘接强度一般都低于自酸蚀粘接系统处理后的粘接强度，但其优势是步骤少、应用简便、操作时间短，应用在纤维桩粘接中可以明显缩短操作时间，同时大大降低因隔湿问题造成的粘接失败。因此，自粘接树脂应用在纤维桩粘接具有明显的意义和优势。

2. 粘接树脂的选择 树脂根据固化形式分为光固化树脂、化学固化树脂和双固化树脂，纤维桩粘接过程中需要选用正确的粘接树脂类型。

由于纤维桩粘接是典型的根管内粘接，光难以到达深入的根管环境，树脂的光固化反应不易被激发，因此不能采用纯光固化的粘接树脂。

化学固化粘接树脂在根管内可以完全固化，因此理论上是可以用于纤维桩粘接的。但是，化学固化粘接树脂的固化需要一定的时间，通常在4～5分钟左右。这就对粘接中的隔湿提出了非常高的要求。

粘接是影响纤维桩修复成功与否最重要的因素，隔湿是决定粘接是否成功的必须条件，粘接过程时间的长短与隔湿失败的风险密切相关。因此，选择粘接系统和粘接树脂时，操作步骤及等待时间是一个决定操作风险高低的重要因素。

从这一点考虑，化学固化粘接树脂4 ～ 5分钟的固化时间是难以接受的，在这个漫长的过程中，很可能发生隔湿不佳的问题，直接影响粘接效果。同时，长时间的等待过程中还可能造成桩的微动，而在树脂固化过程中的内部动度很可能会造成粘接内部或树脂与根管壁之间的微裂隙，这就会为以后的微渗漏、脱粘接留下隐患。

因此，最适宜用于纤维桩粘接的是双固化树脂，首先通过光固化机制迅速引发暴露在根管口的树脂固化，形成纤维桩的“初期稳定性”，并利用纤维桩的导光性引发接近根管口部分的树脂的固化。对于根管深部、光线难以到达的部分，则依靠化学固化机制达到树脂的完全固化。

由于预成的纤维桩和预备后的根管之间通常存在较大间隙，不可能达到冠修复体与预备体之间的密合程度，造成粘接树脂的厚度较大且不均匀。因此，纤维桩粘接树脂需要在固化前具有较好的流动性，同时，在固化后还需要很好的自身强度。临床医生在选择纤维桩粘接树脂时需要认真关注材料的这两方面的性能。

三、纤维桩核系统的形成方法

纤维桩核系统的形成包括桩粘接和核形成两个部分。

早期常规的形成方式是两步法（图5-4），即首先处理根管内壁、采用粘接树脂将纤维桩粘接在根管中，再处理残留冠部牙体、采用核树脂形成核。这种采用两种材料、分两次完成桩核系统的方式不仅操作复杂、费时，增加失败风险，更重要的是形成了粘接树脂和核树脂两种材料相交的、相对薄弱的界面，并且这个薄弱界面的位置恰好在应力最集中的牙颈部位置。因此，这类方式目前已不推荐使用。

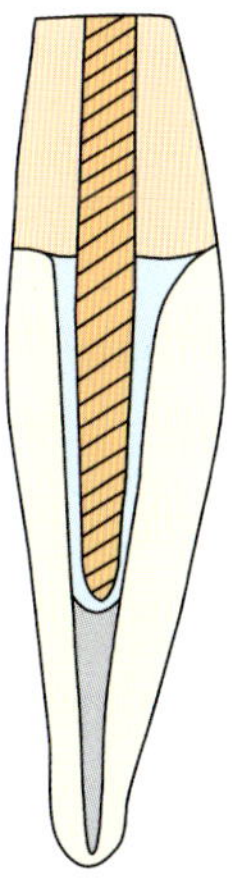

图5-4 两步法完成纤维桩粘接和树脂核形成，两种材料之间存在一个粘接界面

近年来主流的治疗方式是一步法（图5-5），采用粘接-核修复一体化树脂。首先对根管内壁和剩余牙体同时进行粘接处理，采用一体化树脂首先粘接纤维桩，初步光固化后继续堆塑树脂核，再进行整体光固化，之后等待3 ～ 5分钟，待化学固化机制发挥作用。这样的修复方式操作简单、节省时间，减小操作带来的失败风险。同时由于粘接树脂和核树脂是同种材料，两者同时形成，因此不存在薄弱的交界面。

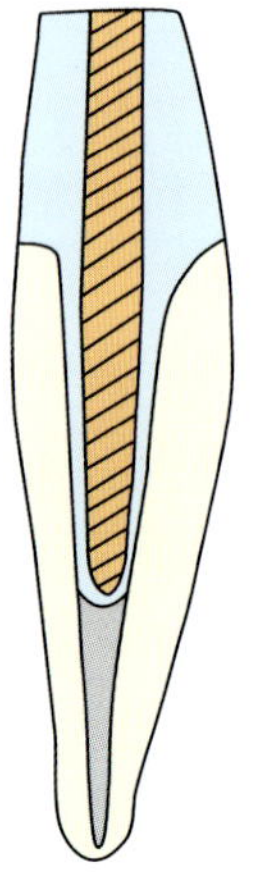

图5-5 一体化材料、一步法完成纤维桩粘接和核树脂形成，不存在薄弱粘接界面

近年来一些公司推出了自粘接双固化一体核树脂，桩道仅需清洁、干燥处理，不需进行任何特殊的粘接前处理，直接注入自粘接树脂，插入纤维桩，就可以进行初步光固化，之后继续堆塑树脂核，再进行整体光固化，最后通过化学固化机制达到最终固化。

这种材料的粘接强度绝对值虽然可能并不出色，但其可以大大减少操作步骤、缩短操作时间，明显降低操作风险，因此整体成功率不仅并不会降低，反而可能高于需复杂处理的粘接树脂，可以成为常规应用的方式。

四、与纤维桩粘接相关的其他临床问题

1. 根管口部分的适当扩大 纤维桩的牙体预备分为冠部牙体预备和桩道预备两部分，两者之间是根管口部分，有时需要有意识地略微扩大。

在根管形态细小、根管口开敞度很小的情况下，采用成型钻预备桩道后可能已经达到彻底去除根充物的要求了，此时如果牙冠部分牙体缺损比较严重，就应该对根管口进行适当扩大，使根管口以上的核树脂与根管口以下的粘接树脂成为延续的、统一的整体，增加纤维桩核系统的强度。

如果根管口以下仅为纤维桩、根管口以上为巨大的树脂核，则在根管口位置会形成应力集中的区域，容易造成修复后的失败（图5-6）。

2. 试桩的必要性 与纤维桩配套的成型钻和纤维桩之间一般会预留出大约30μm的粘接间隙，况且术者在操作中很可能还会存在反复提拉、车针晃动的情况，桩道与纤维桩之间必然存在大于30μm的间隙，因此纤维桩肯定可以插入采用配套成型钻预备后的根管，“试桩”在绝大多数情况下是完全没

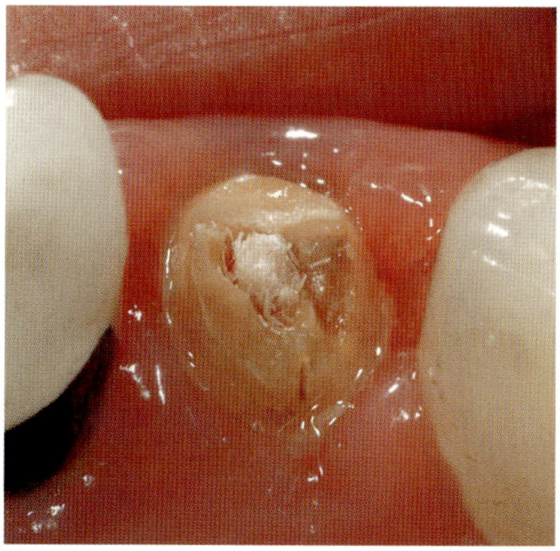

图5-6 外院纤维桩修复后折断失败病例，根管口处未扩大

有必要的。

另一方面，“试桩”过程肯定会带来对纤维桩的污染，包括手套、唾液等方面的污染，都有可能影响纤维桩的粘接效果，因此，常规情况下不建议进行“试桩”。

只有当采用多根管植入多个纤维桩，在预备过程中感觉到各牙根之间存在明显交叉、有可能影响桩就位的风险存在时，才有必要进行“试桩”。需要注意的是，在试桩过程中被污染了的纤维桩，需采用无水乙醇清洗后才能够进行粘接。

3. 纤维桩的裁切 预成纤维桩一般长度较大，但只要不是多根管之间明显存在交叉的情况，只要不影响纤维桩的就位，一般不建议在口腔外对纤维桩进行长度裁切。

如果是手持纤维桩进行裁切，手套会污染纤维桩；采用镊子夹持纤维桩则很难夹稳，裁切过程中容易脱落污染；如果采用持针器夹持纤维桩，虽然稳定性可以达到要求，但是一旦压力过大，很容易造成纤维束散开，影响纤维桩的整体强度。因此，在没有绝对必要的情况下，不建议在口外裁切纤维桩。如果确实有必要在口外裁切纤维桩，则建议手持裁切，此时需注意采用非常锋利的切盘，快速裁切，否则可能破坏纤维桩的结构（图5-7，5-8）。

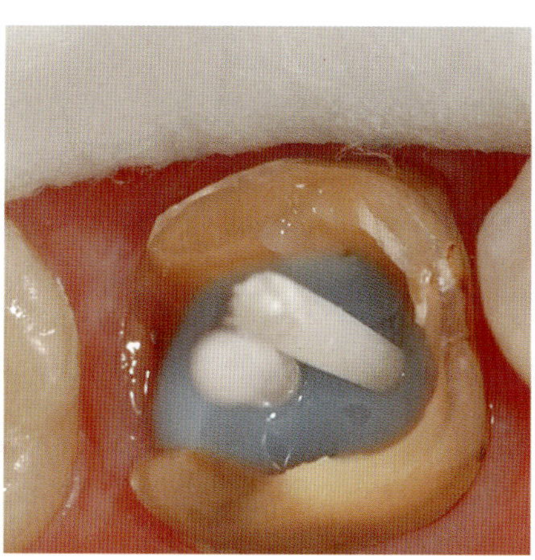

图5-7 两根纤维桩方向冲突，在口外对一根进行了裁切

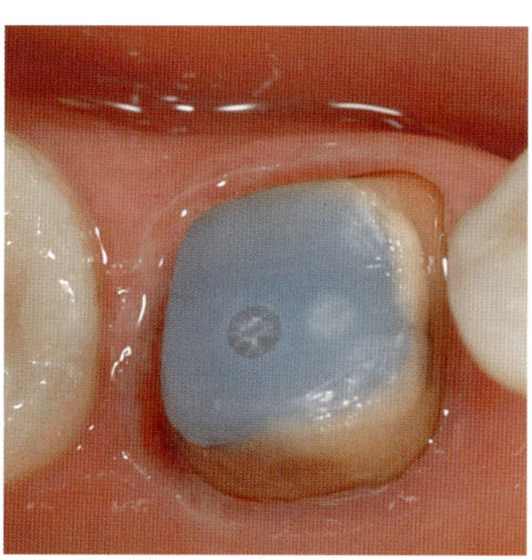

图5-8 粘接后发现经过裁切的纤维桩透明度下降，提示有纤维束散开的迹象

有些纤维桩的设计就是必须在口外进行裁切的（图5-9），这类纤维桩需要在口内反复试戴、裁切，直到达到适宜的长度，这个过程有可能造成纤维桩的反复污染，同时增加纤维束散开的风险，因此笔者认为这类纤维桩不是很好的选择。

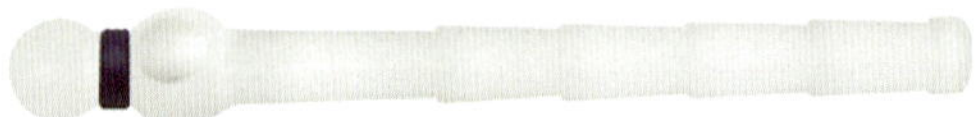

图5-9 平行设计的纤维桩，长度调整必须在粘接前，并需要在口内试戴

再次强调的是，在口外裁切、口内试戴后，一定要使用无水乙醇清洗纤维桩，以避免对其粘接产生影响。

纤维桩的长度调整建议在纤维桩粘接后，在牙冠的精细预备过程中，在口腔内对纤维桩进行整体切割。建议在粘接纤维桩、形成树脂核时，将树脂略多地包裹纤维桩，固化后纤维桩和核树脂形成一个整体，可以更好地避免切割纤维桩时对桩结构的不良影响（图5-10，5-11）。

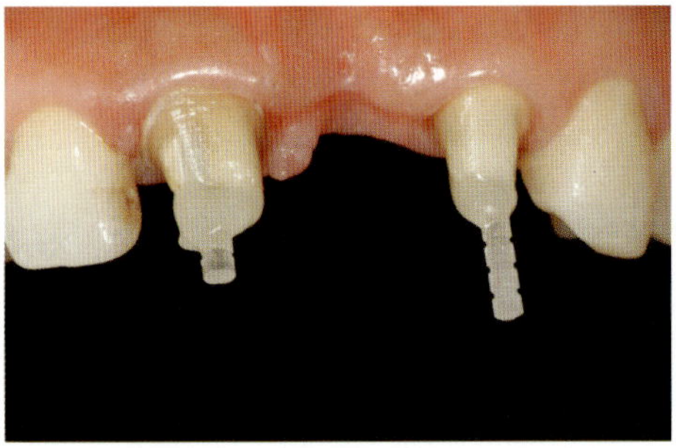

图5-10 核树脂包裹纤维桩

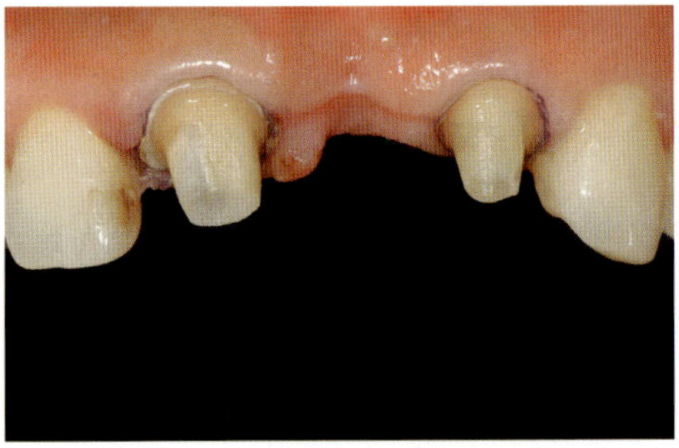

图5-11 牙体预备中整体调整

4. 粘接树脂的导入 粘接树脂导入桩道的最佳方式，是采用根管内注射器直接注射到桩道内部，容易获得均匀、无缺陷的更好的粘接效果（图5-12）。

有些树脂材料不能直接注射到根管内部，只能将其注射在根管口，再采用螺旋充填器导入根管内部(图5-13)。这种方式有可能形成树脂内部的气泡、带来粘接缺陷，还有一些树脂采用这种导入方式时有可能发生早期硬固的问题，会导致纤维桩的粘接失败，需要引起足够重视。

5. 纤维桩的表面处理 纤维桩在粘接前可能考虑进行的处理包括喷砂、硅烷化和涂布粘接剂。

目前许多纤维桩出厂前已进行了喷砂和硅烷化处理，粘接前不需要再次处理。有些厂家建议粘接前涂布树脂粘接剂，有些则没有建议，是否需要则参考不同品牌纤维桩的说明。需要注意的是，粘接前处理过程中必须避免对纤维桩的污染。

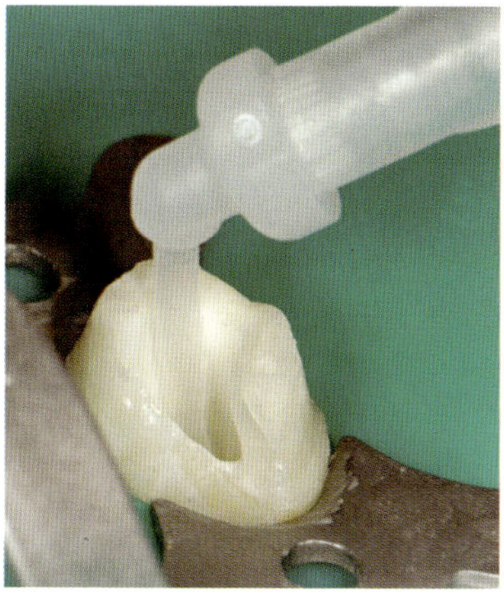

图5-12　注射法

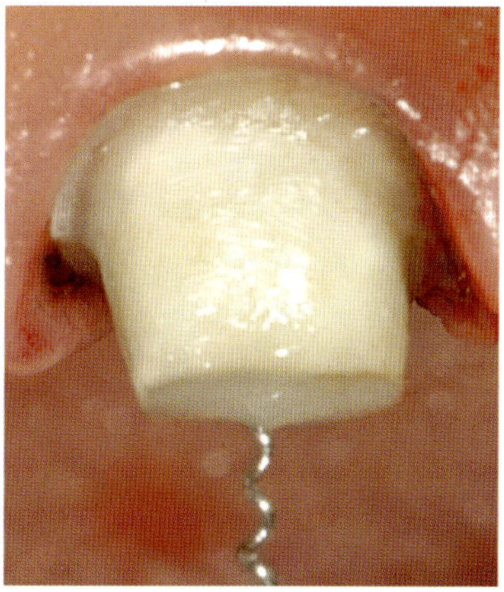

图5-13　螺旋输送法

6. 光固化灯强度对粘接的影响　光固化灯的强度对纤维桩的粘接效果会有明显的影响。

纤维桩粘接首选双固化树脂，在实际应用中应首先通过光固化机制使根管口附近树脂快速硬固，以缩短隔湿问题带来的失败风险；同时使纤维桩尽快稳定位置，避免在树脂硬固过程中由于纤维桩受力发生微动度造成粘接失败。

不同的光固化灯强度差距很大（图5-14，5-15），相同的光固化灯在距离被照物体较远时强度衰减也非常明显（图5-16，5-17），因此临床操作时应尽量选择强度较大的光固化灯，并且与被照射物体保持尽可能近的距离。

不同的防护措施也会对光固化灯的强度造成明显影响，必须采用透光性好的保护贴膜，并且注意防护贴膜在光纤表面不能有任何褶皱（图5-18，5-19）。

7. 纤维桩透光性对粘接的影响　虽然纤维桩的粘接采用双固化粘接树脂，根管深部的树脂可以依靠化学固化机制固化，但光固化机制发挥作用越完全，则纤维桩的“初期稳定性”越好，也越有利于最终的粘接强度。有文献证明，采用透光性好的纤维桩，可以使粘接树脂固化更充分，提高粘接树脂的硬度和弹性模量。

因此，在其他条件相当的情况下，应尽量选用透光性好的纤维桩。

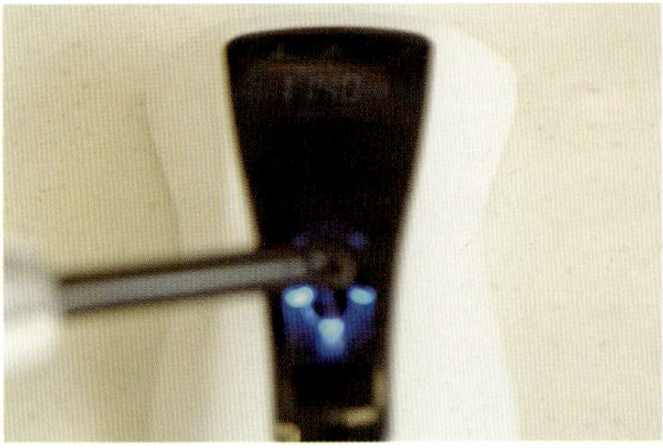

图5-14 光强 1140mW/cm²

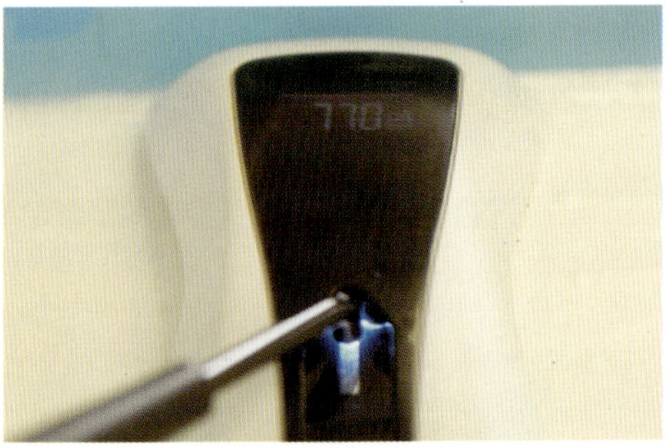

图5-15 光强 770mW/cm²

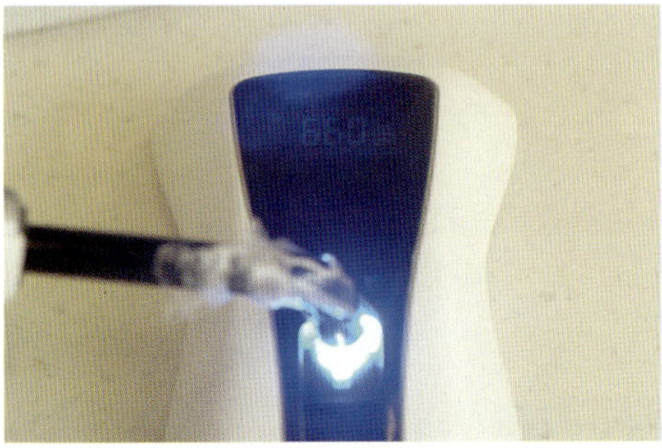

图5-16 光照距离增加，光强衰减为 660mW/cm²

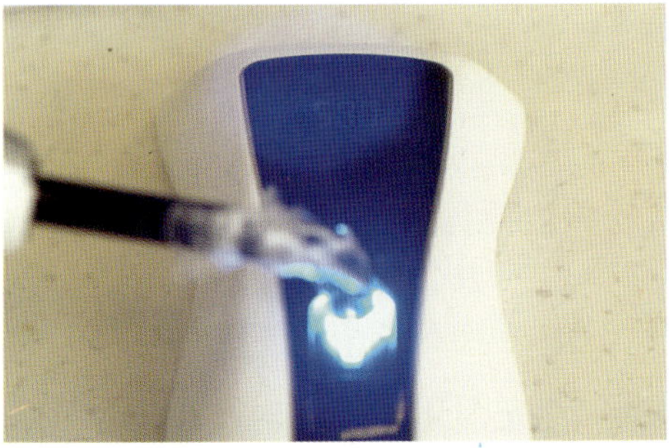

图5-17 光照距离再增加，光强进一步衰减为 580mW/cm²

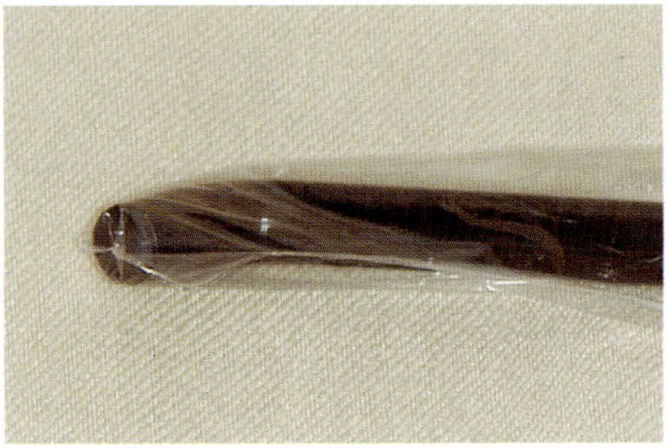

图5-18 不良的防护措施

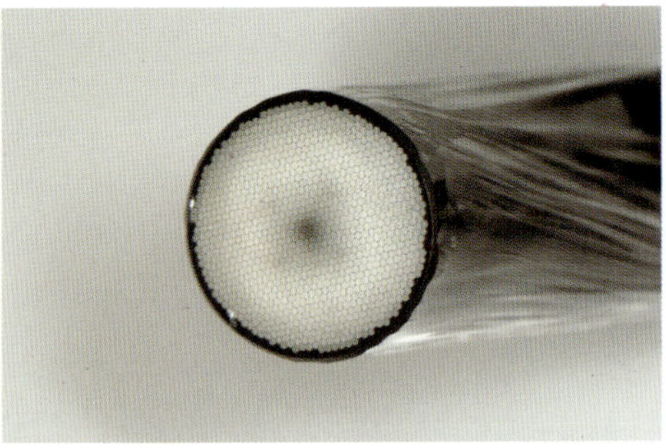

图5-19 良好的防护措施

五、漏斗形根管的处理

对于根管壁破坏比较严重而形成的漏斗形根管，采用弹性模量与牙本质接近的纤维桩核系统是相对较好的选择。由于漏斗形根管的开敞度比较大，成品纤维桩与根管壁之间的间隙过大，直接采用树脂粘接有可能由于固化收缩造成微裂隙，影响粘接效果。

较早期解决这一问题的方式是首先形成树脂根管壁，再进行纤维桩粘接，但由于树脂的收缩是向心性收缩，形成树脂根管壁的过程中树脂与根管壁之间仍有可能形成微裂隙，因此这一问题并没有得到很好的解决。

改进的方式是利用预成纤维桩和树脂形成个性化的纤维树脂桩核，再将其整体粘接，由于最终粘接时桩核与根管壁之间的间隙很小，固化收缩明显减小，有文献证明可以明显提高粘接效果。但这种方式的操作比较复杂，并不容易在临床上推广应用。

有学者曾提出利用未固化的纤维束与预成纤维桩共同形成个性化纤维桩核系统（图5-20，5-21）。但这种方式在临床操作中非常困难。

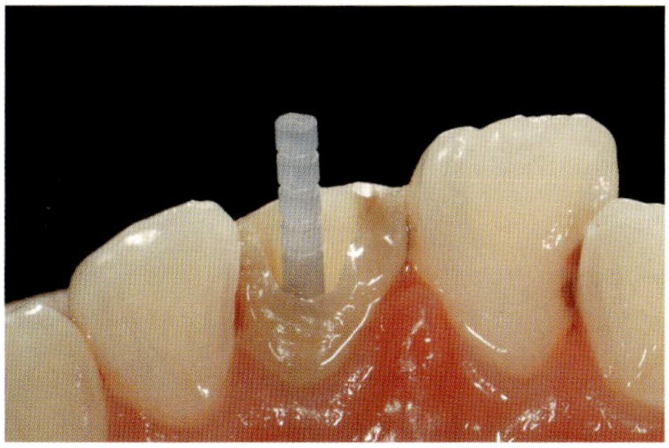

图5-20 漏斗形根管

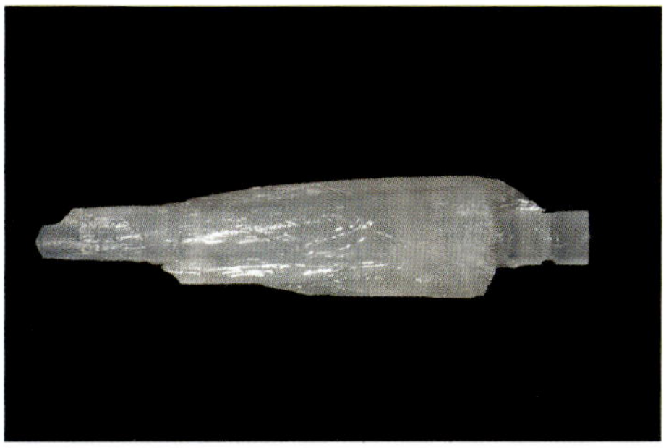

图5-21 纤维桩与纤维束

如果按照常规的粘接方式，先在根管内注入粘接树脂，再插入纤维桩，最后插入纤维束几乎是不可能的，因为未固化的纤维束硬度很低，在根管内充满粘接树脂后很难插入。

如果先对纤维束进行一部分固化，半固化的纤维束虽然具有一定的硬度、可以插入充满粘接树脂的根管内，但纤维束与纤维桩之间的间隙很难被树脂完全充满，很容易遗留粘接缺陷，影响粘接强度。

同时，浸润在未固化的纤维束的树脂是光固化树脂，需要在足够强度光线的照射下才能达到完全的固化，而纤维束插入根管后不可能接受到足够的光照，因此很难达到足够高的固化程度，这将影响到桩核系统自身的聚合度和强度。

因此，这种方式实际上存在很多的问题，笔者不建议应用。

目前阶段解决漏斗形根管的最合理方式是采用辅桩系统。辅桩是一种非常细的纤维桩，将其与常规纤维桩一起应用，可以达到类似根管充填中主牙胶尖和辅牙胶尖的效果，有效减小粘接树脂的体积、减小因树脂固化收缩造成的微裂隙，提高粘接成功率，同时增强整个桩核系统的强度，并且操作简便，是漏斗形根管桩核修复的一种简单、有效方式（图5-22）。CAD/CAM纤维树脂一体化桩核的桩与核之间不存在固位问题，与根管壁密合性更好，可以将粘接树脂的厚度减到最低，是今后解决漏斗形根管桩核修复的良好方式（图5-23 ～ 5-25）。

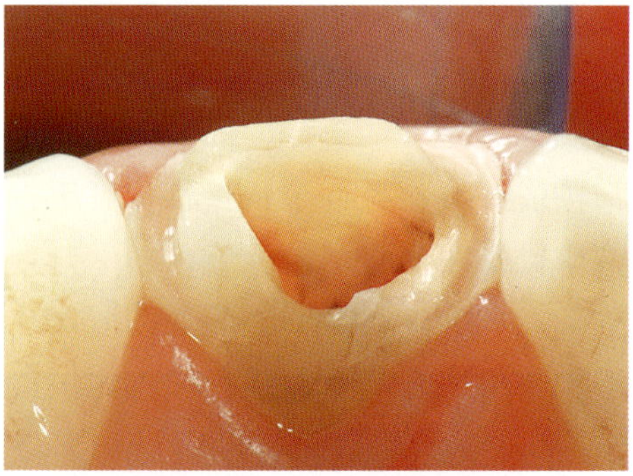

图5-22-1　漏斗形根管

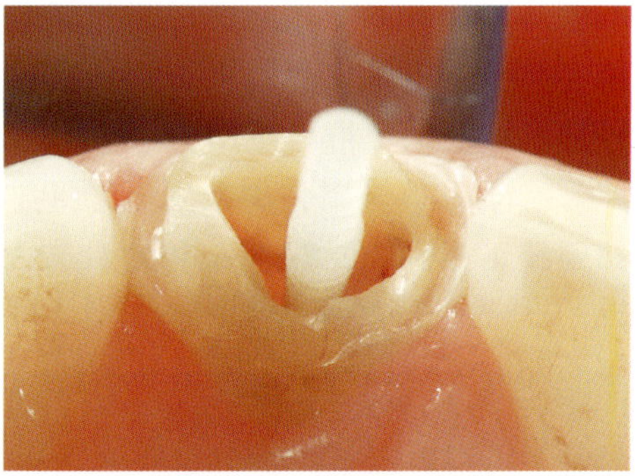

图5-22-2　一根主纤维桩

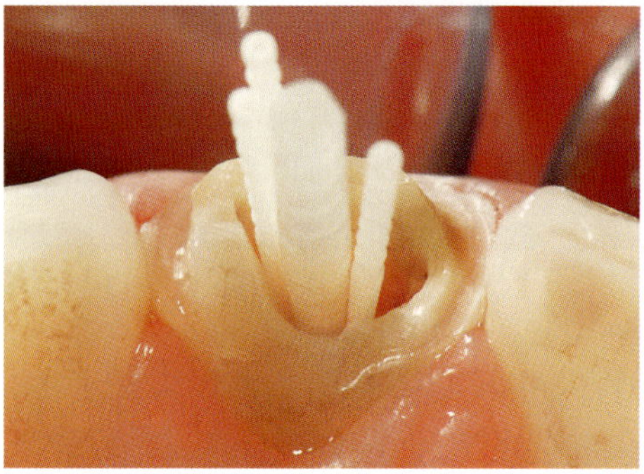

图5-22-3　主桩和辅桩

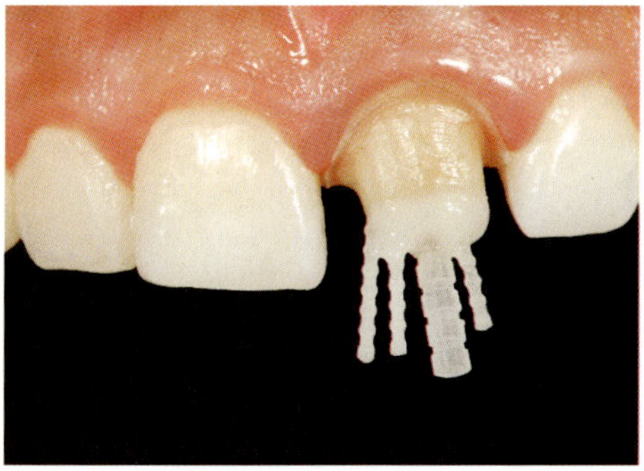

图5-22-4　粘接完成

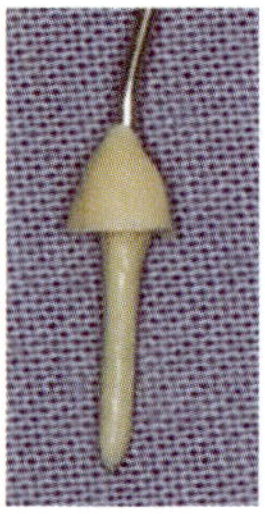

图5-23　蜡型

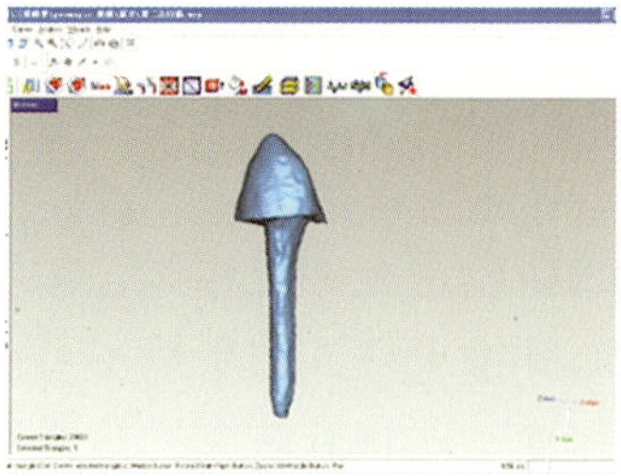

图5-24　CAD/CAM设计

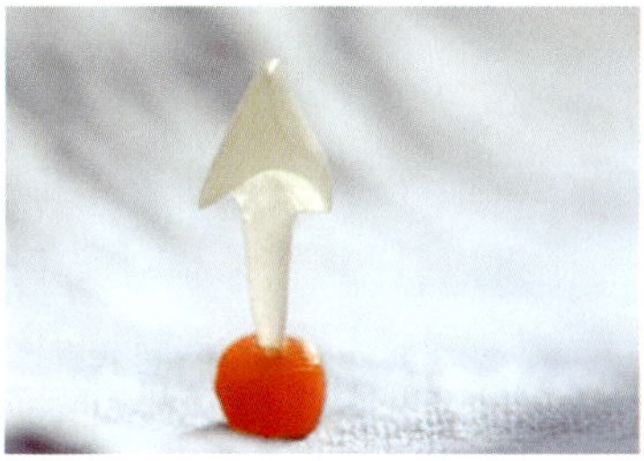

图5-25　纤维树脂一体化桩核

六、下颌第二磨牙C形根管的纤维桩应用要点

C形根管是存在于C形牙根中的根管；其主要特点是根管横断面呈C形，

近远中及颊侧根融合，舌侧根不融合；常见于下颌第二磨牙，在下颌第一前磨牙也有报道。

不同人群中下颌第二磨牙C形根管的发生率差异较大，据文献报道美国人群中仅为2.7%，而在我国人群中C形根管发生率则高达31.5%。

临床工作中，因下颌智齿阻生造成下颌第二磨牙远中牙体组织缺损的病例十分多见。而前述国人C形根管的高发率也给对具有C形根管系统的牙体缺损患牙进行桩核修复造成了困难。采用纤维桩修复时也需要考虑到这一因素。

当进行这类患牙纤维桩修复时，去除充填及垫底物后，非常重要的是判断根管口的解剖分类。

在具有C形根管的下颌第二磨牙中，大多数有一个半岛状的弧形髓室底。髓室底与颊侧髓壁之间有一个呈C形的带状沟，可连续或断开，为根管口。

按照武汉大学范兵教授等的分类标准，根据髓室底和根管口的解剖特点，下颌第二磨牙可以分为以下四类：

Ⅰ型：连续C形根管口（图5-26）；

Ⅱ型：髓室底和颊侧髓壁之间有一个牙本质带，从而形成1个或2个近中根管口和一个远中根管口（图5-27）；

Ⅲ型：髓室底和近中髓壁之间有一个牙本质带，形成一个大的近颊-远中（MB-D）根管口和一个小的近舌根管口（图5-28）；

Ⅳ型：非C形根管口（图5-29）。

髓室底和根管口的特点间接反映出了下方根管系统的特点，这对于没有直接参与根管治疗过程的修复医师来说是十分重要的信息。

Ⅰ型根管口：即连续C形根管口，其下方通常只有一个主根管，可能全段均融合成C形，也可能下段融合，上中段由于片状牙本质的融合而分为2个或3个根管（图5-30）；

Ⅱ、Ⅲ型根管口：两个根管口大小明显不一致，其根管口下方的根管系统也多不对称：较小的、圆形的根管口下方多为一独立根管，如Ⅱ型的远中根管及Ⅲ型的近舌根管；较大的、扁形的根管口下方多为2或3个融合根管，如Ⅱ型的近中根管及Ⅲ型的近颊-远中根管（图5-31，5-32）；

Ⅳ型根管口：即非C型根管口，其下方一般有独立且相对对称的近中和远中根管（图5-33）。

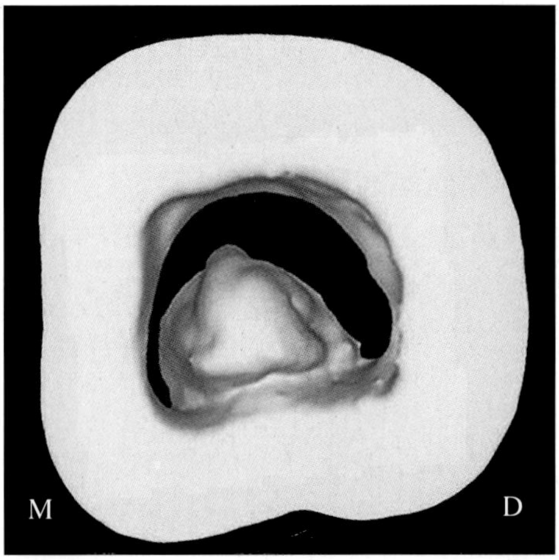

图5-26 Ⅰ型根管口

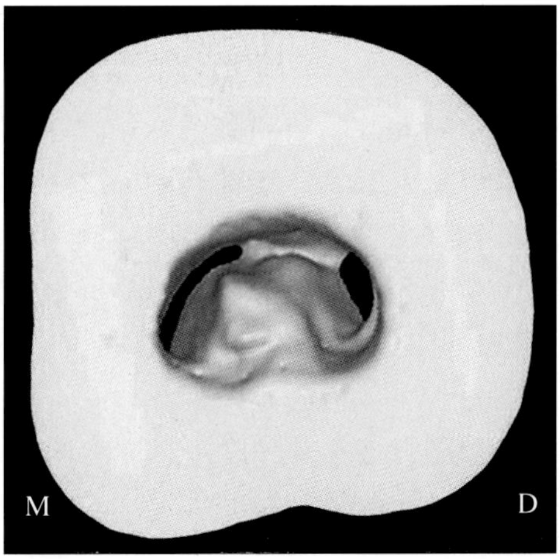

图5-27 Ⅱ型根管口

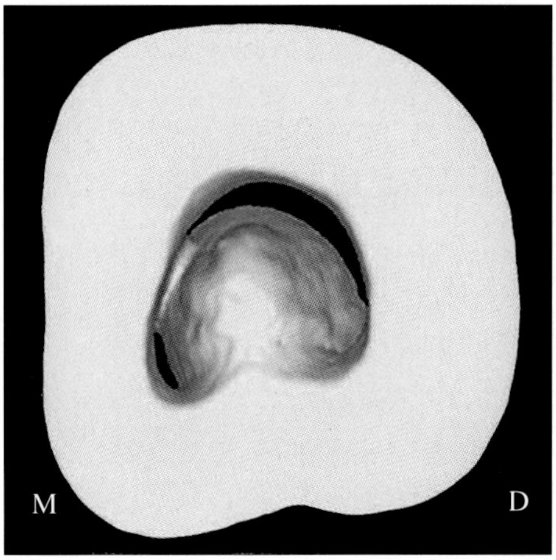

图5-28 Ⅲ型根管口

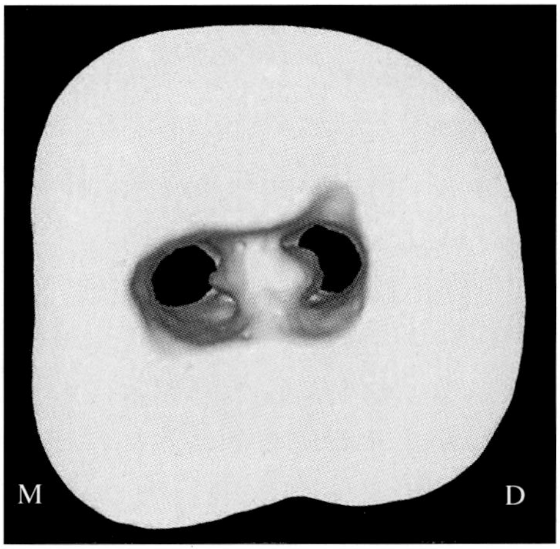

图5-29 Ⅳ型根管口

综合以上提到的C形根根管口及其下方根管系统的形态特点，针对不同类型的下颌第二磨牙，进行纤维桩修复的方法也不相同。

最简单的是Ⅳ型，由于其具有独立的近远中根管系统，在进行纤维桩修复时与常规并无明显差别。

对于Ⅱ、Ⅲ型，纤维桩修复则应尽量利用较圆的远中根管或近舌根管，以利于形成有效粘接。但由于这些根管通常比较弯曲，有些时候还比较细小，故桩道预备不宜太深，止于根管弯曲处上端即可，同时注意不要过分扩大直径，以免造成根管壁的薄弱。

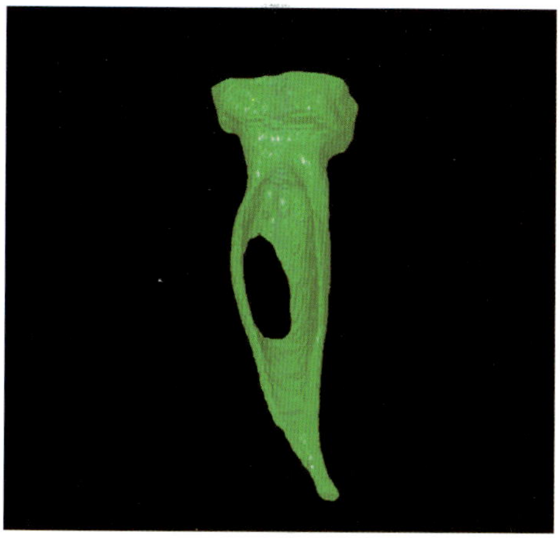

图5-30 Ⅰ型根管系统三维示意图

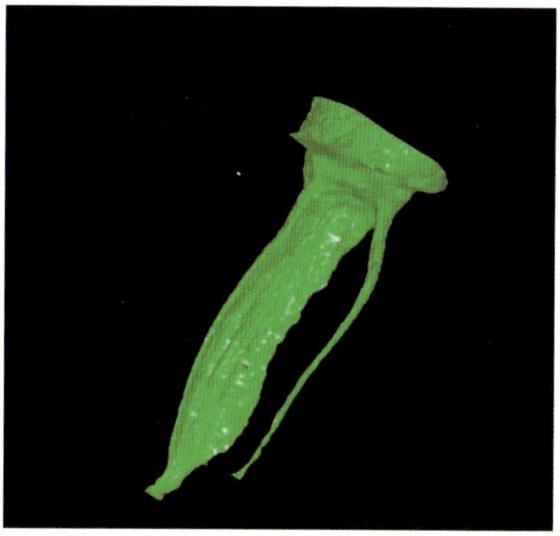

图5-31 Ⅱ型根管系统三维示意图

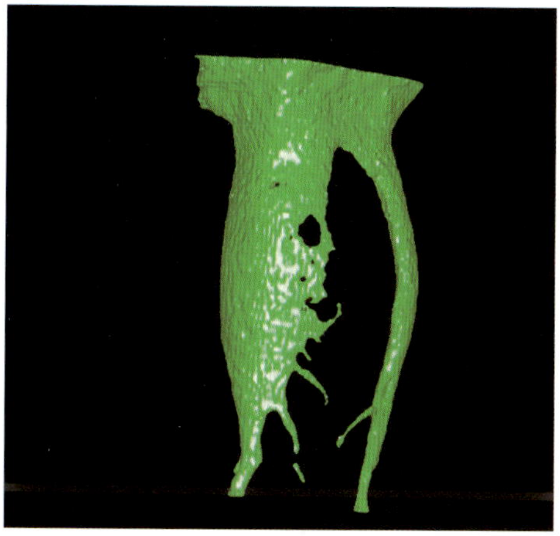

图5-32 Ⅲ型根管系统三维示意图

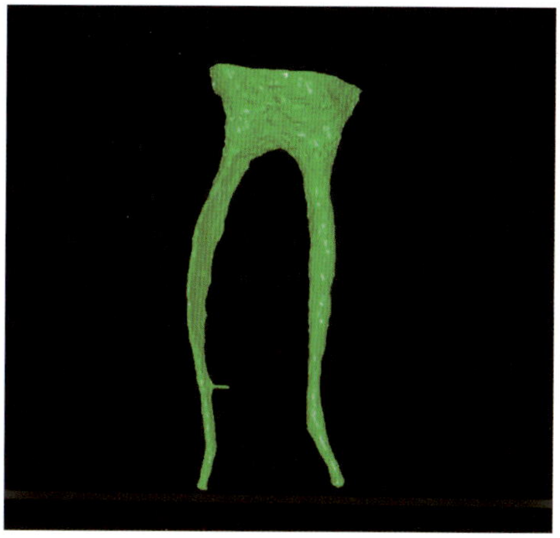

图5-33 Ⅳ型根管系统三维示意图

对于Ⅰ型根管系统，由于其根管系统形态复杂多变，操作不当易造成根管壁的破坏或薄弱。并且具有C形根管的下颌第二磨牙根管口通常位置均较低，髓腔高度较高，可以为充填树脂提供较好的固位，因此在牙体缺损面积不是很大的情况下可以考虑不进行桩核修复，而是直接采用冠修复。

如果缺损面积过大，必须在Ⅰ型根管系统或者在Ⅱ、Ⅲ形根管系统的扁形根管内进行桩核修复时，要注意一定不能预备过深、直径不能过分扩大，必须掌握“适可而止”的原则，以免对根管壁造成破坏。

另外还要特别注意尽量清除粘接长度范围内的所有根充物及糊剂，以提供更多的有效粘接面积，提高纤维桩粘接强度。如果仅仅是采用成型钻形成桩道，则有效的粘接面积可能仅有纤维桩表面积的一半，会带来很大的粘接风险。

在这种Ⅰ型及Ⅱ、Ⅲ型扁根中，由于将桩道直径扩大存在风险，可能会造成桩的直径较细、桩核系统强度不佳，应用辅桩是解决这一问题的适宜方法。

（本节内容中图5-26～5-33由武汉大学范兵教授提供，特此致谢！）

第六章　纤维桩核系统形成的具体流程

Chapter 6　Clinical process of fiber post and core restoration

在前面各章节理论知识的基础之上，本章将纤维桩核修复的临床步骤完整的展现，可以作为读者熟悉、掌握临床操作流程的直观指导。

针对合适的适应证、选择正确的材料、应用规范的临床操作方法，就有机会获得纤维桩核修复的“零失败”。

On the basis of theoretical knowledge mentioned in previous sections, this chapter will show complete clinical steps of fiber post and core restoration. We hope this part can make the readers get familiar and master the clinical operational processes of fiber post.

Appropriate indications, proper materials, standardized clinical procedures, if you master all these, you will have the opportunity to receive “zero failure” in fiber post-core restorations.

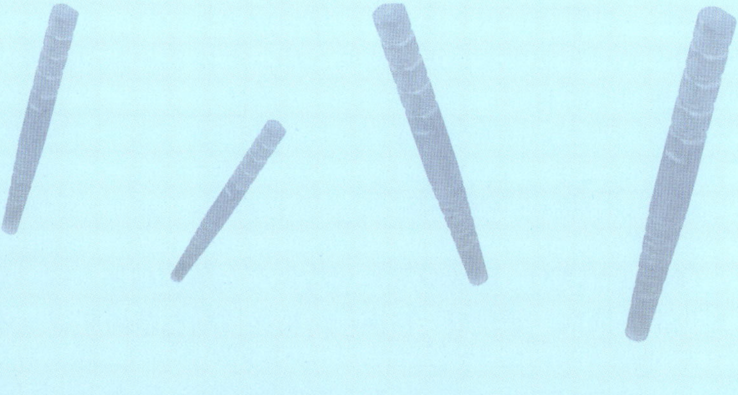

纤维桩核系统的形成与粘接的成功是密切相关的，不良的粘接不仅会导致纤维桩的脱出，也可能成为继发龋或牙体折断的起因，最终导致修复体的失败（图6-1，6-2）。

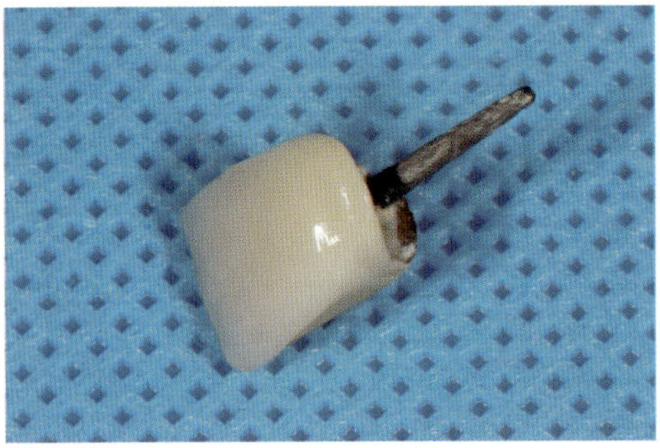

图6-1 碳纤维桩修复后脱粘接

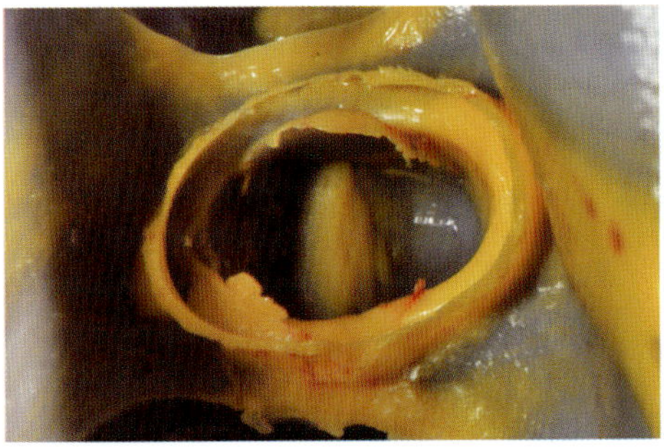

图6-2 纤维桩修复粘接不良

良好的粘接能够避免纤维桩核系统的失败，这需要临床医生在操作过程中按照规范化的流程操作，注意操作的细节，完善粘接过程，保证粘接的成功。

无论采用何种粘接材料，都需要在进行纤维桩核系统的粘接前对基牙进行一系列的准备工作（图6-3 ~ 6-10）：

1. 冠部牙体初步预备 按照不同修复体的牙体预备要求对牙冠部分进行牙体初步预备。

2. 桩道预备 按照适当的长度进行桩道预备，此时必须注意形成桩道的直线通路，必要的话需要对髓腔内壁进行进一步的牙体预备；尽量去除桩道范围内所有髓腔壁和根管壁上的牙胶尖及糊剂，提高粘接的成功率。

3. 桩道内环境的准备 使用牙周探针复查预备深度是否达到要求，使用垂直加压器压实根方牙胶尖，使用酒精棉捻擦拭，蒸馏水冲洗，最后用纸尖吸除根管内水分，完成粘接前的准备。

目前在市场上生产销售、在临床中经常使用的粘接剂主要包括：全酸蚀粘接系统、自酸蚀粘接系统、自粘接粘接系统三种，现在就选取其中具有代表性的产品对其使用流程进行简略介绍。具体使用细节还需认真遵守每一种产品的使用说明书。

一、全酸蚀粘接系统

DMG、VOCO、BISCO等公司均生产全酸蚀粘接系统，全酸蚀粘接系统一般包括酸蚀剂、处理剂、粘接剂、粘接树脂、核树脂或一体化树脂等组成

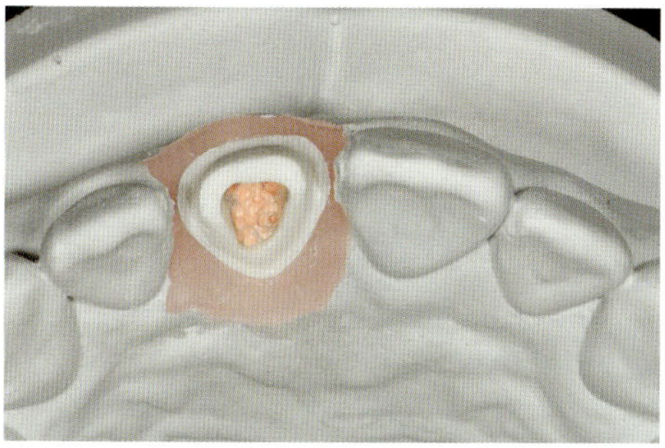

图6-3 牙体初预备

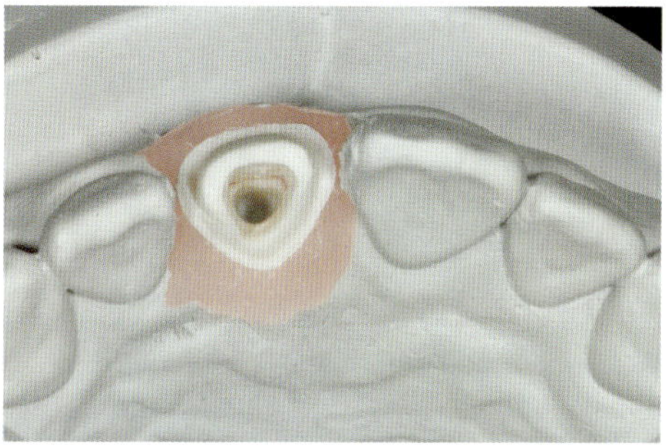

图6-4 桩道预备完成

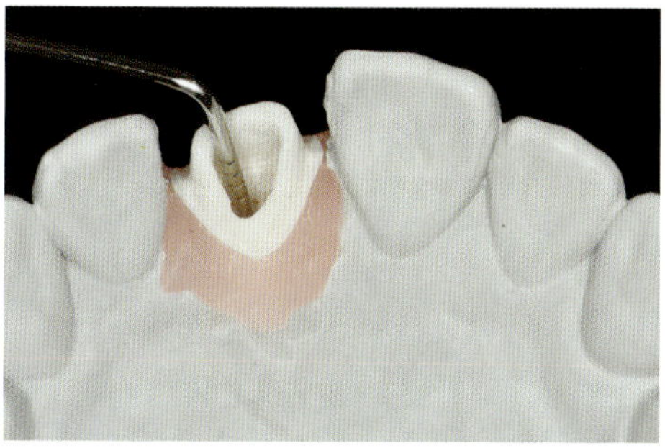

图6-5 牙周探针复查预备长度

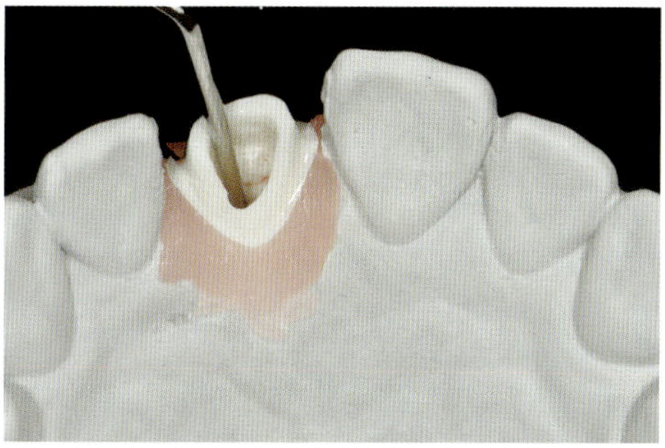

图6-6 垂直加压器压实牙胶尖

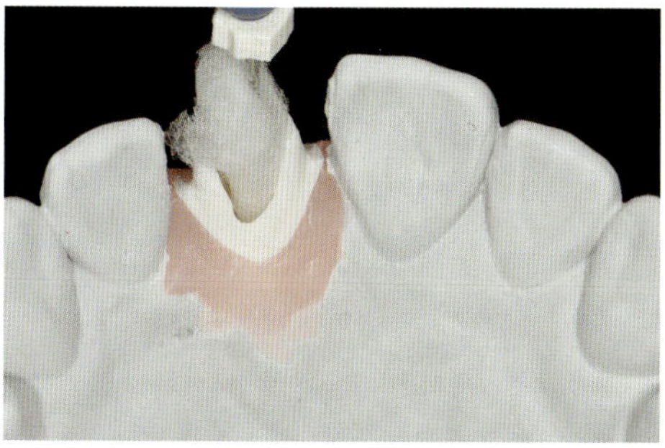

图6-7 酒精棉捻擦拭根管

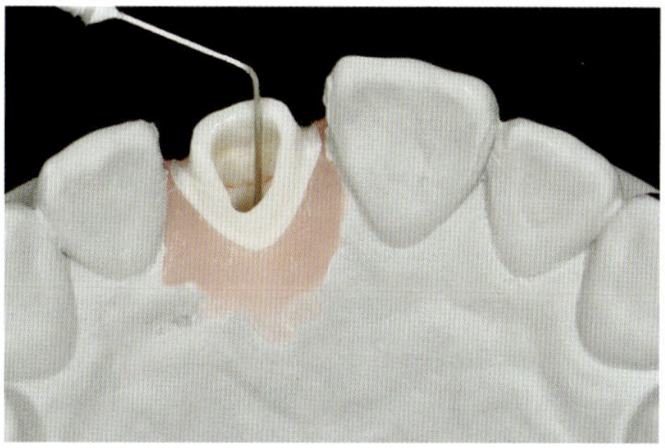

图6-8 蒸馏水冲洗根管

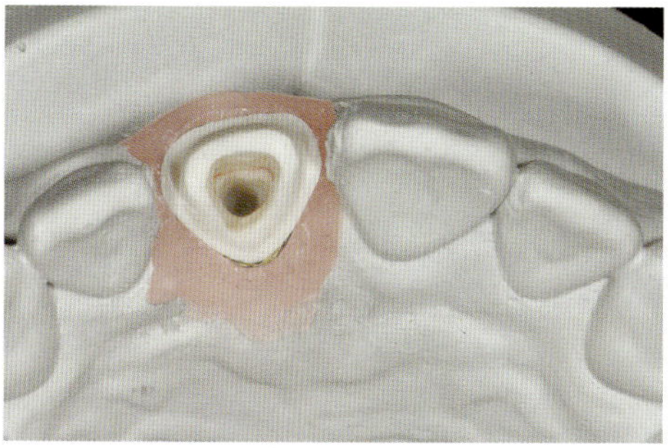

图6-9 必要时排龈

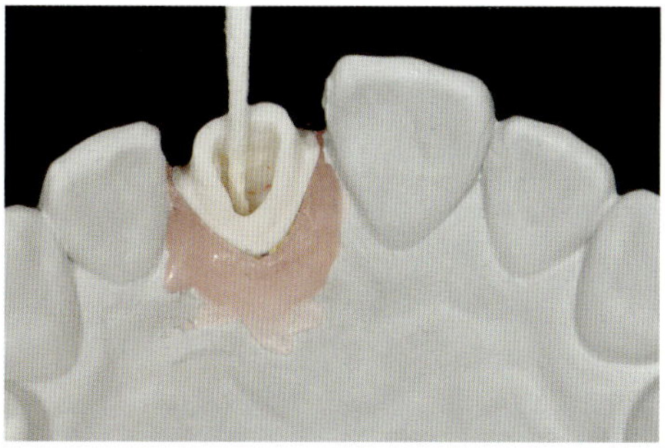

图6-10 纸尖干燥

部分。本书以BISCO公司的D.T.LIGHT-POST粘接系统为例介绍这类粘接系统的应用方法（图6-11 ~ 6-16）。

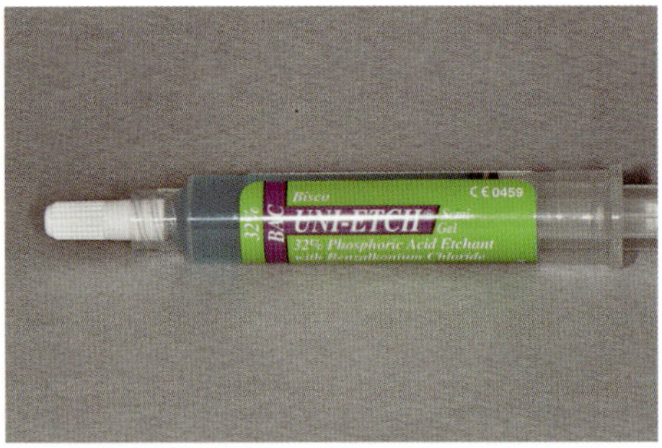

图6-11　酸蚀剂

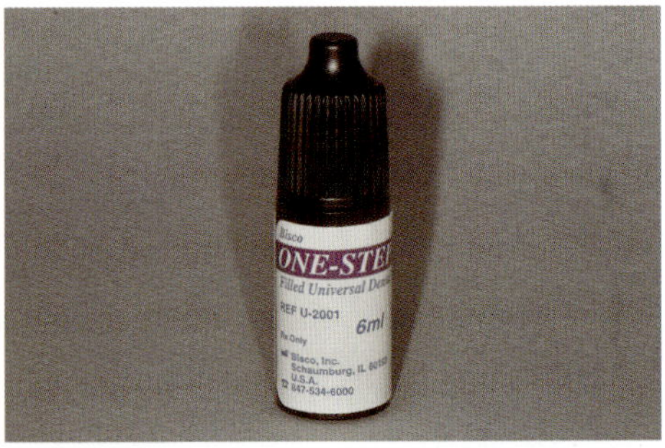

图6-12　粘接剂

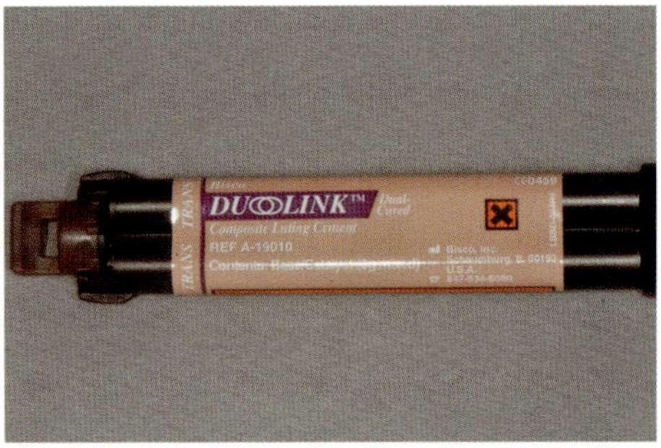

图6-13　粘接树脂

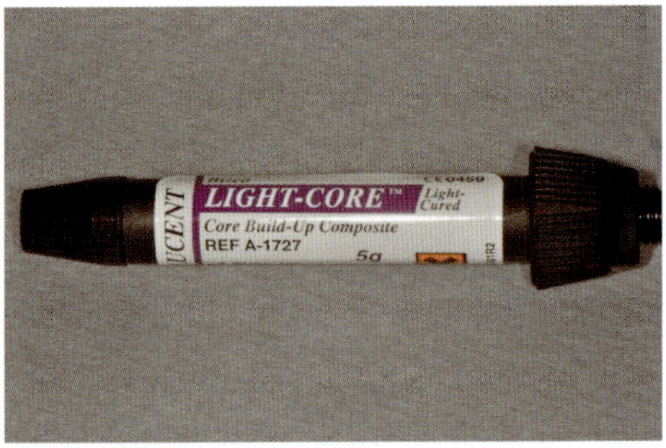

图6-14　核树脂

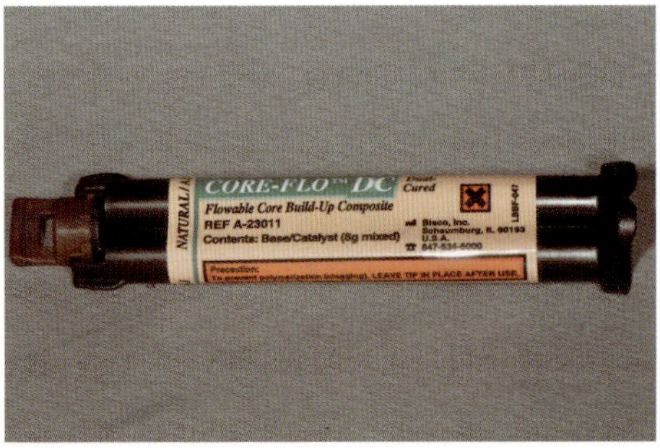

图6-15　一体化树脂

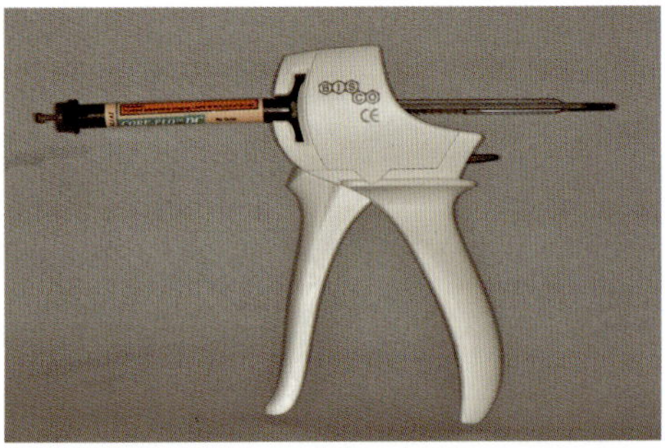

图6-16　一体化树脂和输送器

1. 全酸蚀粘接剂+粘接树脂+核树脂的使用流程（图6-17 ～ 6-30）。

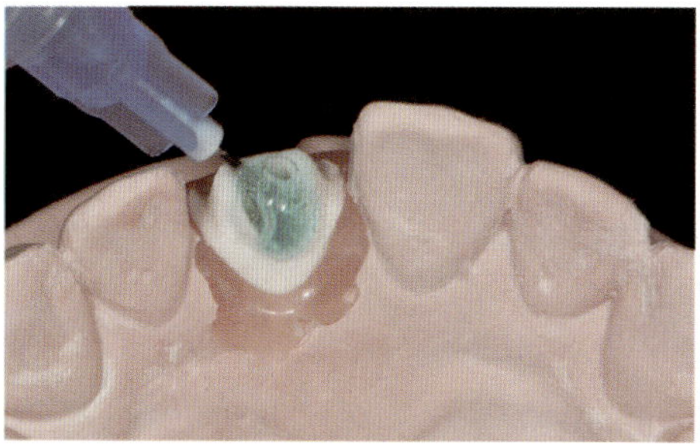

图6-17 酸蚀15秒

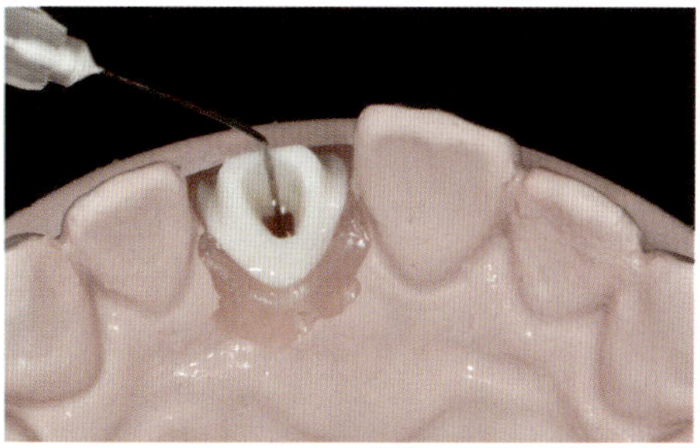

图6-18 蒸馏水冲洗酸蚀剂

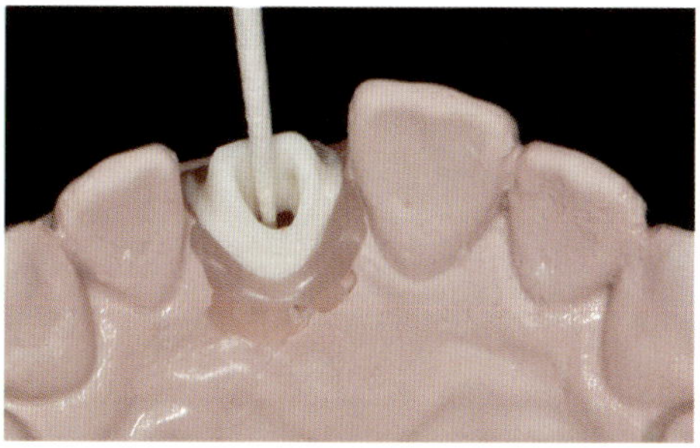

图6-19 纸尖吸净水分，但保持轻微湿润

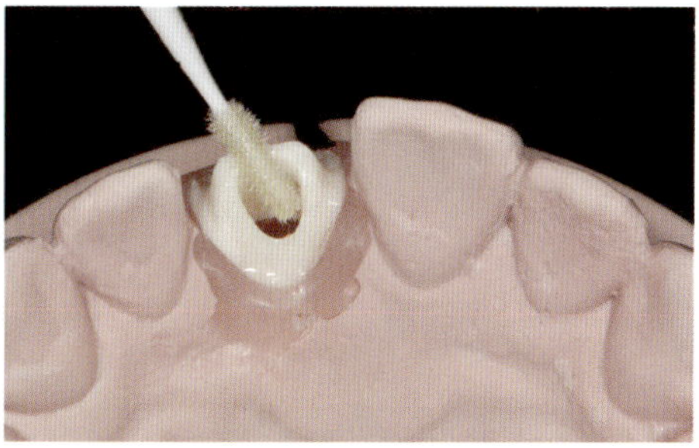

图6-20 涂粘接剂

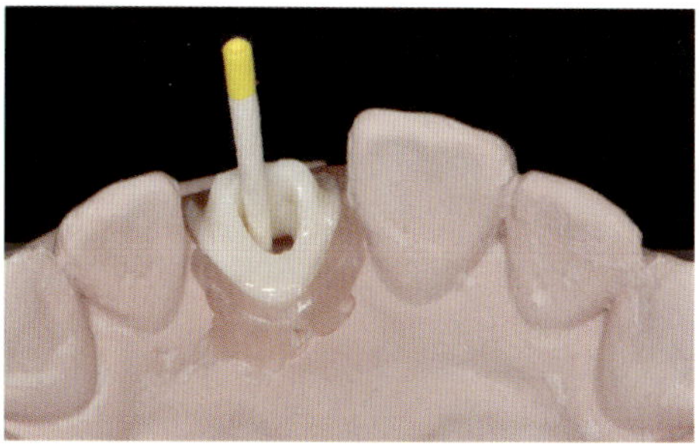

图6-21 纸尖吸除多余粘接剂

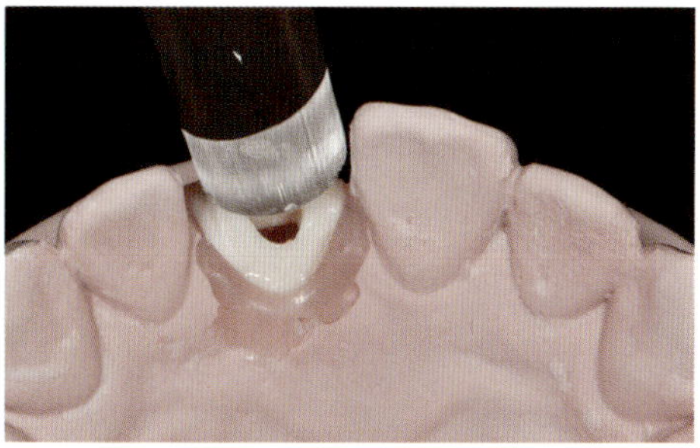

图6-22 光照20 ～ 40秒

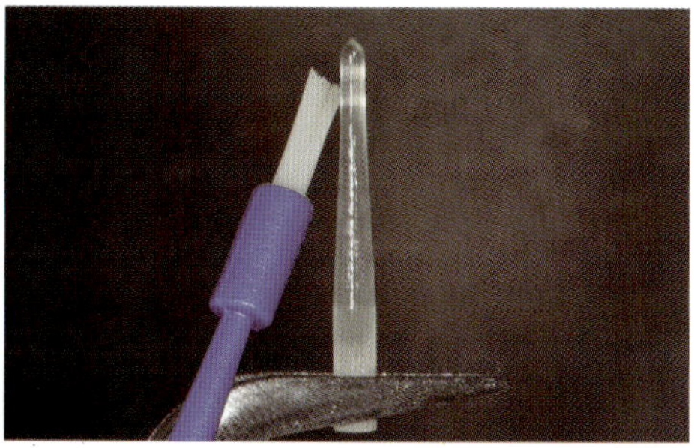

图6-23 在纤维桩上涂擦粘接剂

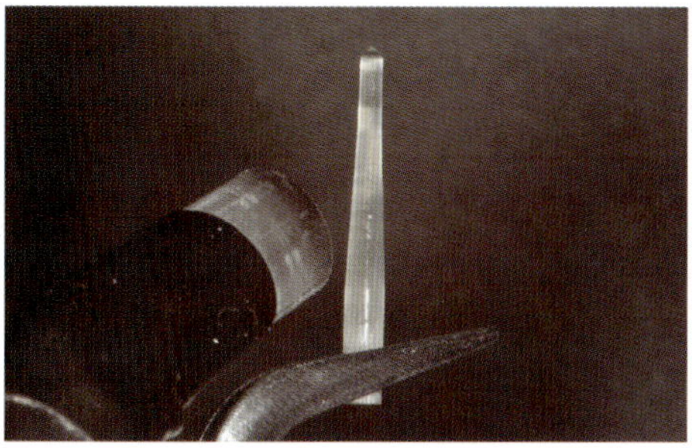

图6-24 光照10秒

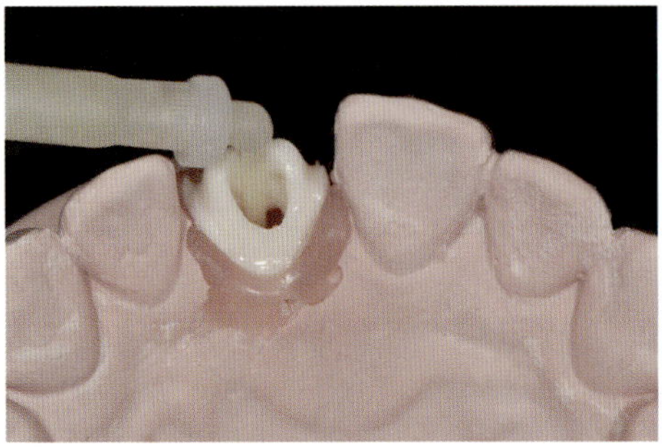

图6-25 根管内放置粘接树脂

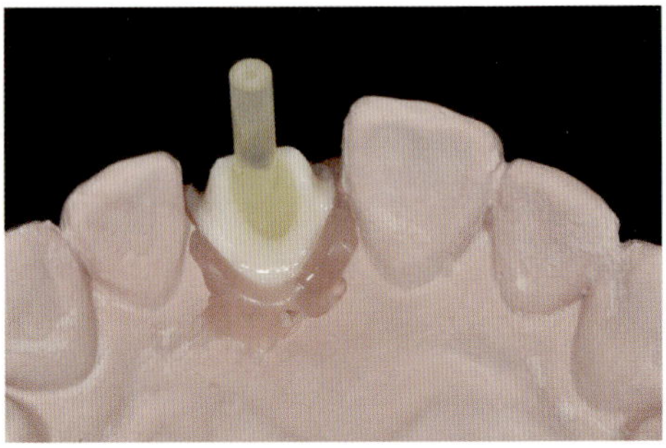

图6-26 放置纤维桩

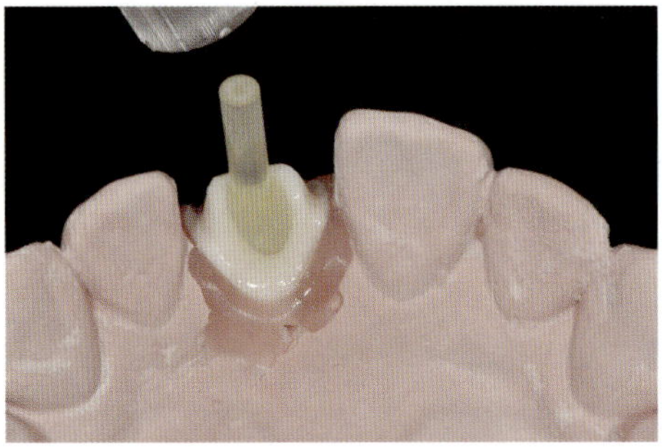

图6-27 完全光照

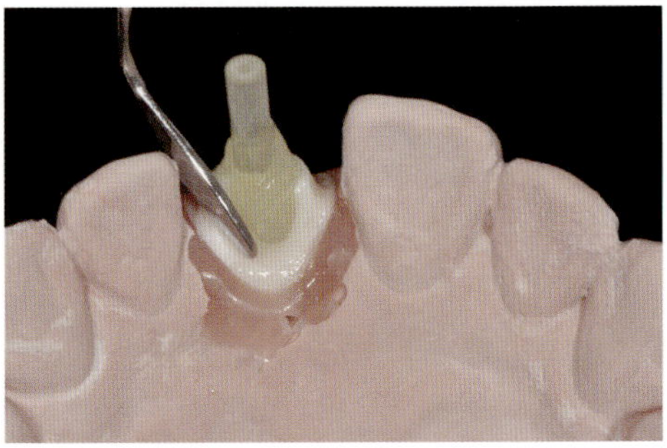

图6-28 使用核树脂形成树脂核

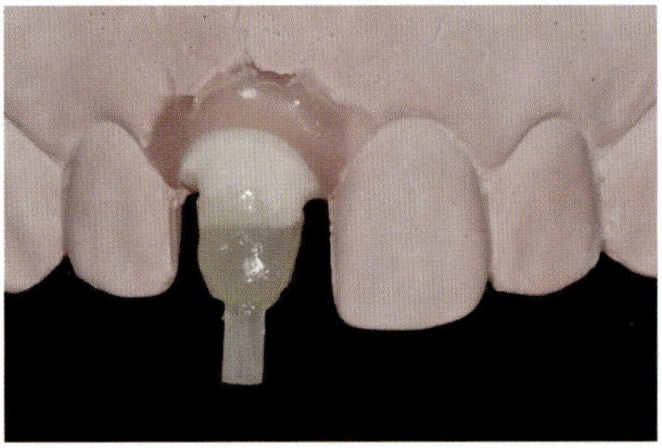

图6-29 树脂核形成

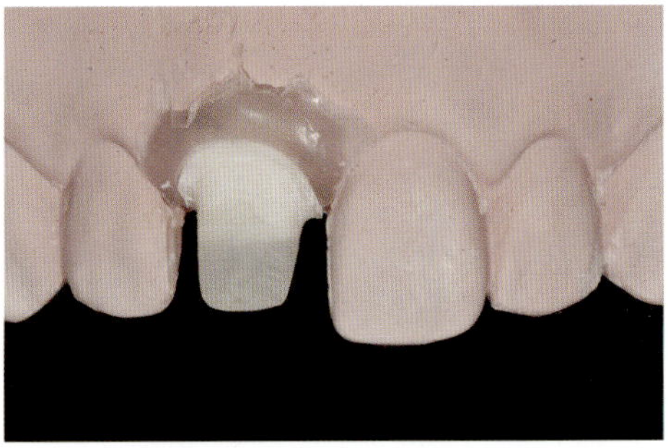

图6-30 完成初步牙体预备

2. 全酸蚀粘接剂+一体化树脂的使用流程（图6-31 ~ 6-36）。

本操作形式与前一种操作形式在牙体预备、桩道预备、酸蚀、冲洗、吸净水分、涂粘接剂、吸除多余粘接剂、纤维桩涂粘接剂、光照等步骤上完全相同。

桩道处理完成后直接采用一体化树脂，首先注入桩道内，插入纤维桩后进行初步固化，之后继续堆塑树脂核，再进行整体的完全固化。

本操作以DMG公司的contex全酸蚀粘接剂和LuxaCore Z一体化树脂为例。

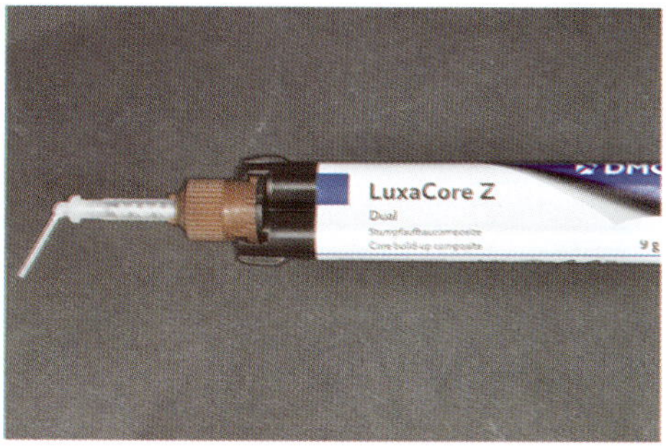

图6-31 LuxaCore Z一体化树脂

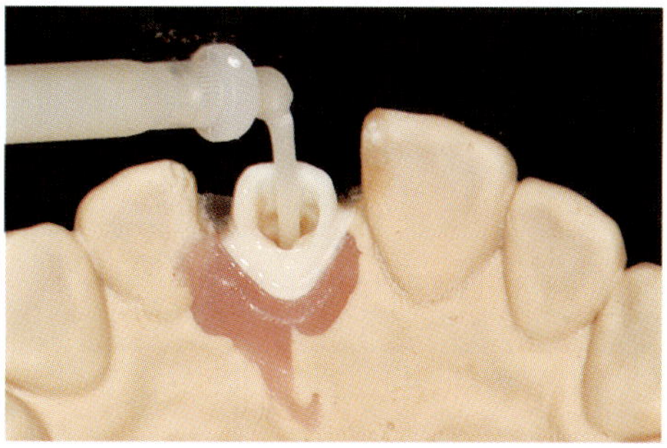

图6-32 根管内放置一体树脂

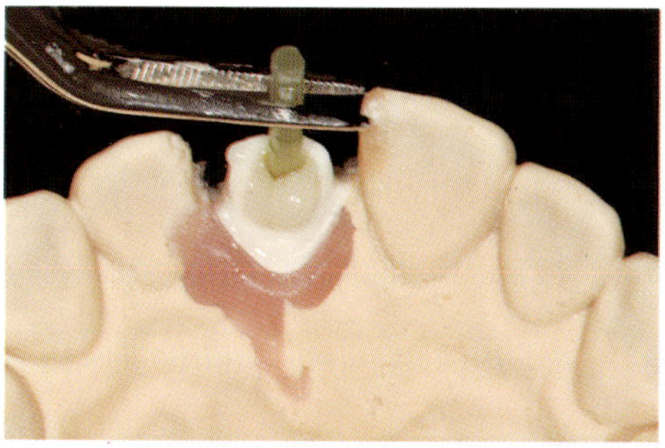

图6-33 放置纤维桩

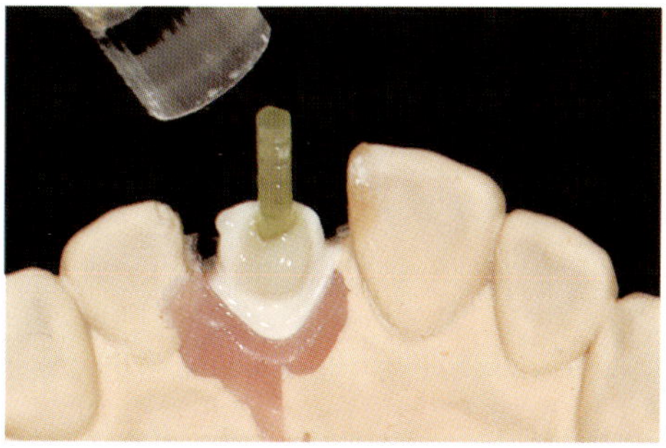

图6-34 初步光照

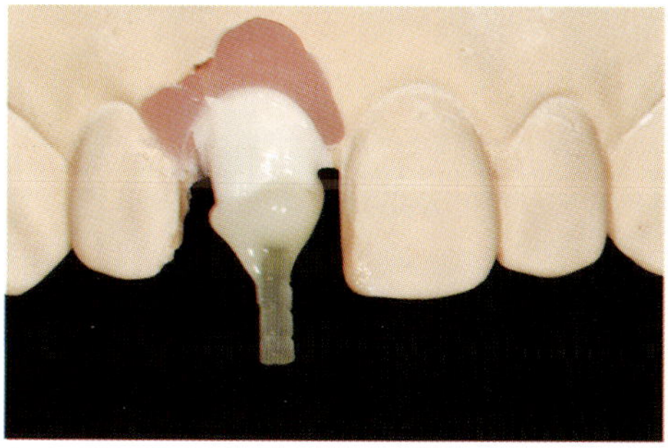

图6-35 完成树脂核并完全光照

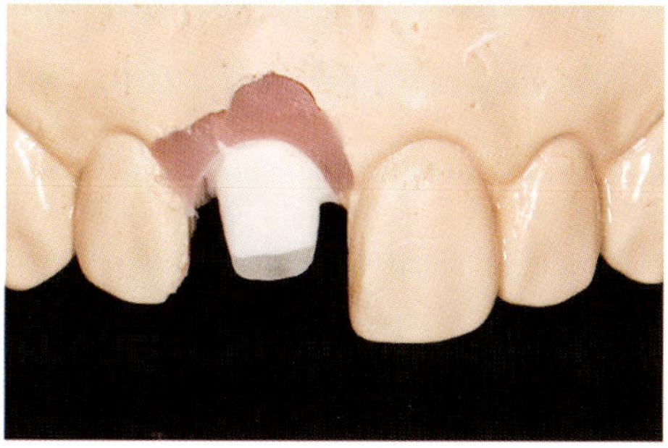

图6-36 牙体预备完成

二、自酸蚀粘接系统

自酸蚀粘接系统是目前使用较多的粘接系统，DMG、可乐丽、康特等公司均有此类产品。

本书以可乐丽公司的DC BOND和DC CORE粘接系统为例讲解使用流程（图6-37 ~ 6-48）。

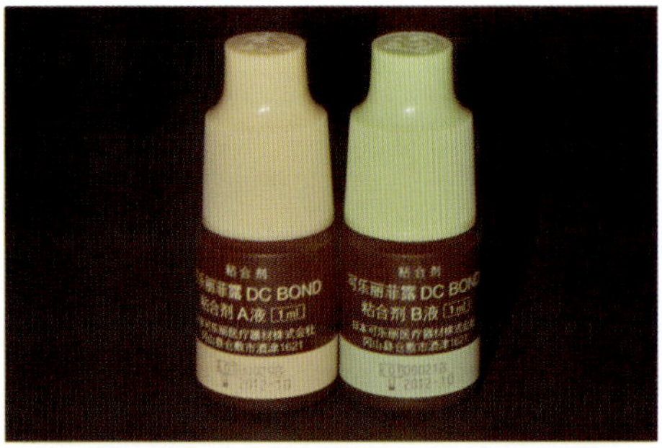

图6-37 粘接剂和催化剂

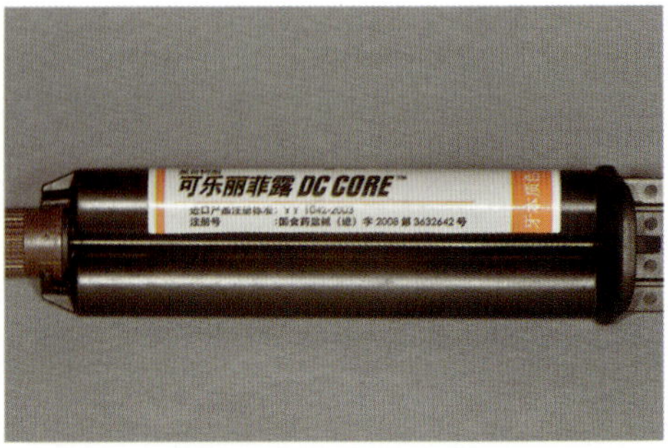

图6-38 一体化树脂

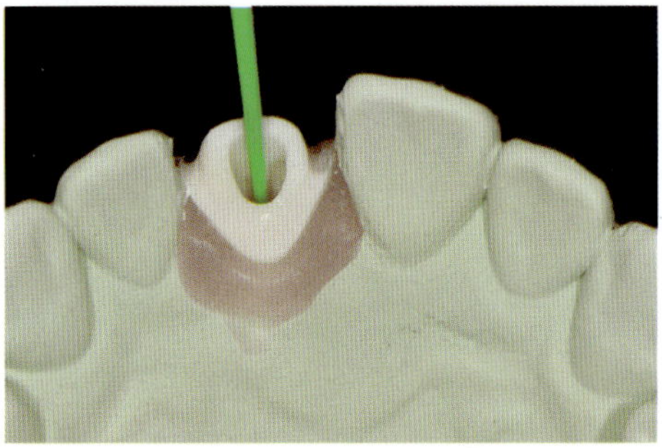

图6-39 涂擦粘接剂

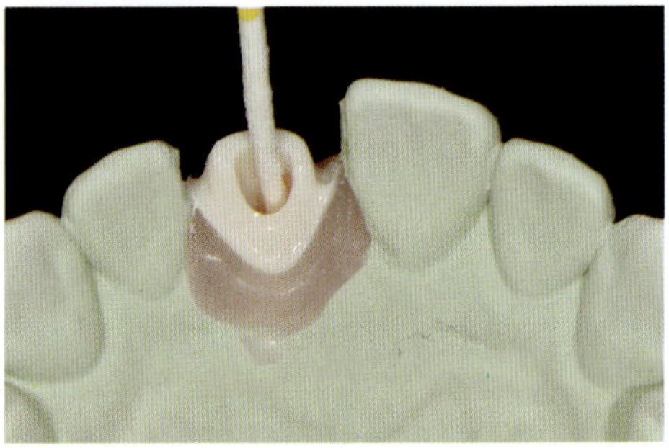

图6-40 纸尖吸取多余粘接剂

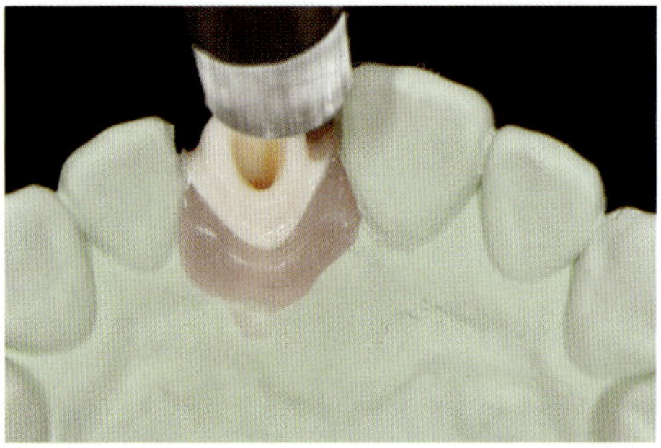

图6-41 光照20秒

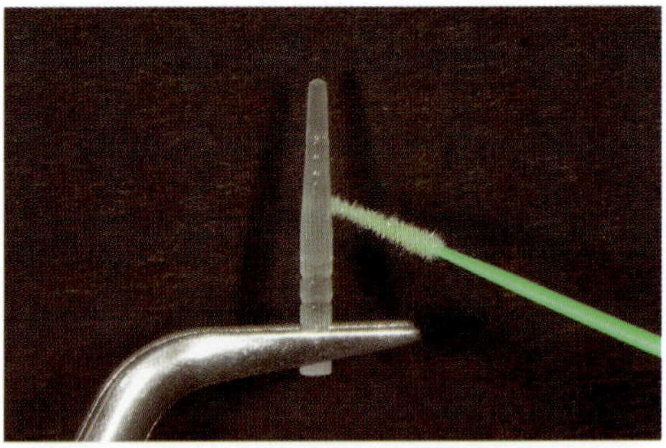

图6-42 纤维桩上涂擦粘接剂

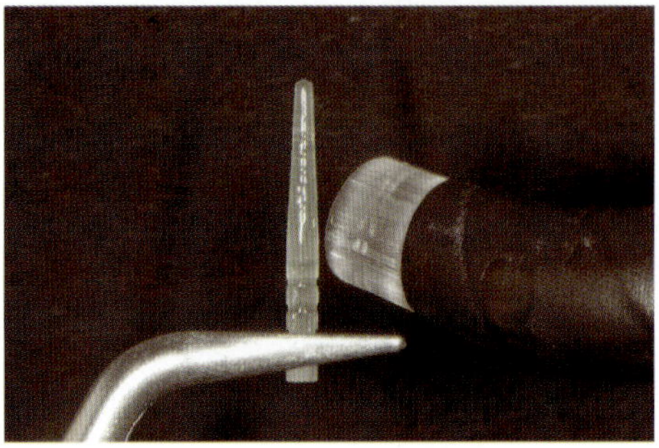

图6-43 光照10秒

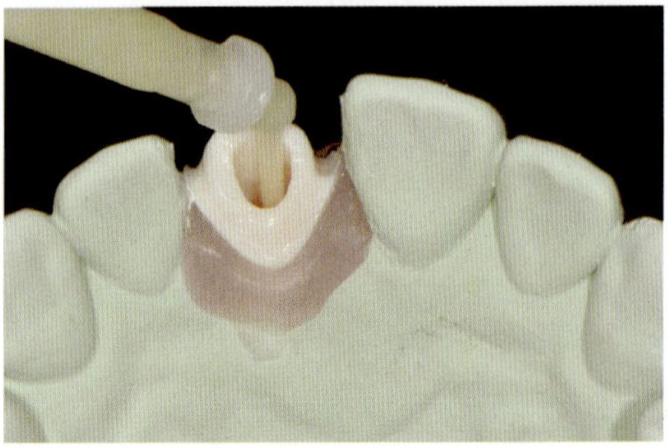

图6-44 放置粘接树脂

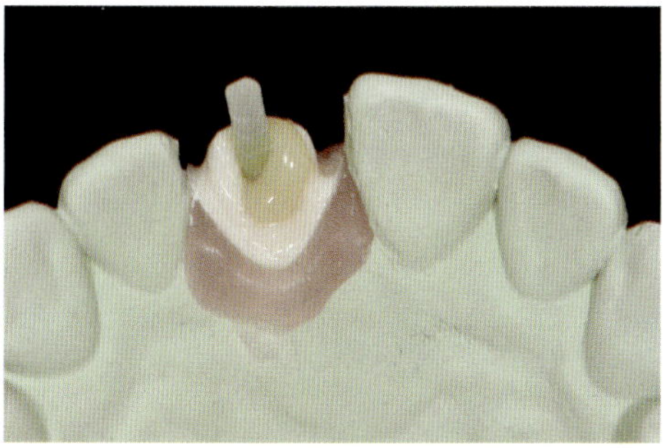

图6-45 放入纤维桩

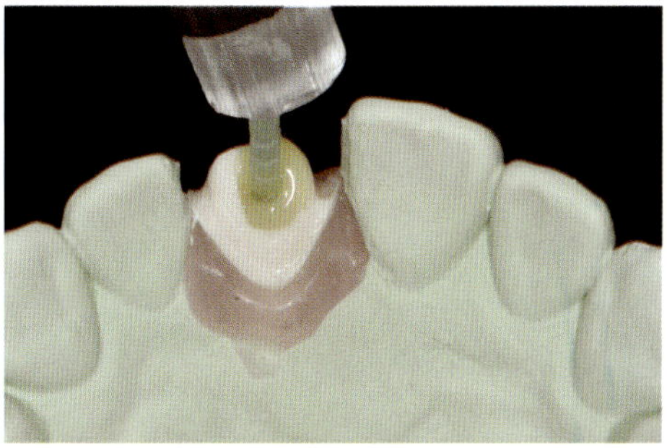

图6-46 光照

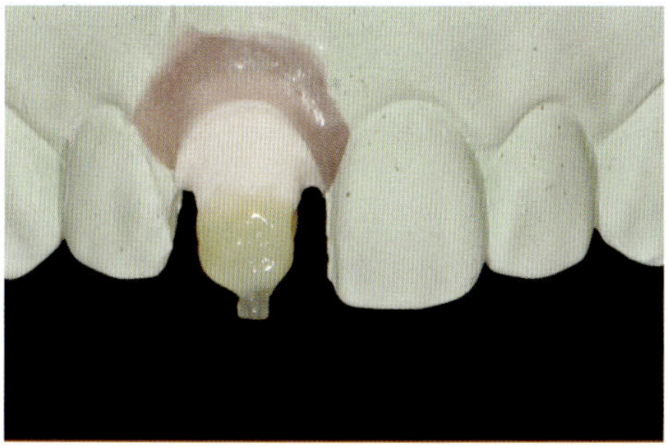

图6-47 完成纤维桩核

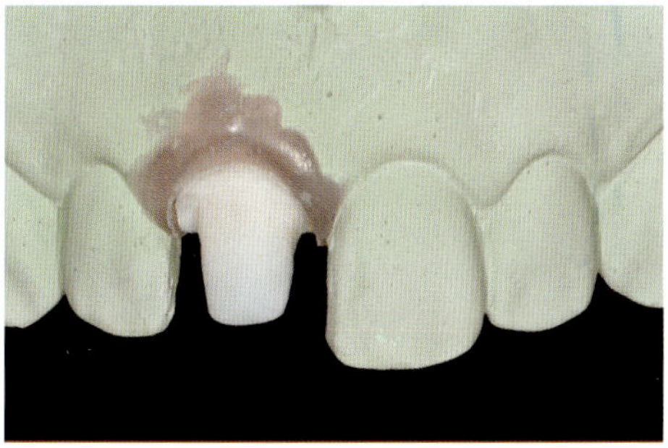

图6-48 完成牙体预备

三、自粘接粘接系统

自粘接系统的粘接强度实验室数据一般低于全酸蚀粘接系统或自酸蚀粘接系统，但由于自粘接系统操作快速，带来较低操作风险，使其具有很好的应用前景。

需要说明的是，自粘接树脂与牙齿的粘接不需要应用粘接剂，因此没有与其配套的粘接剂；并且已经有文献证明，应用自粘接树脂前如果应用与其他树脂相配套的粘接剂，不仅不能提高树脂的粘接强度，反而可能降低封闭性能，增加微渗漏的风险。

因此，在采用自粘接核树脂时，不需要、也没有适合的粘接剂对纤维桩进行处理，这就要求采用表面处理非常优秀的纤维桩，以保证树脂和纤维桩之间的粘接。

目前市场上销售的自粘接粘接树脂很多，但既可以作为粘接树脂，又可以作为核树脂的一体化自粘接核树脂则很少。本书以派立登公司的embrace core一体化自粘接核树脂和RTD纤维桩为例，介绍本类材料的使用流程（图6-49～6-56）。

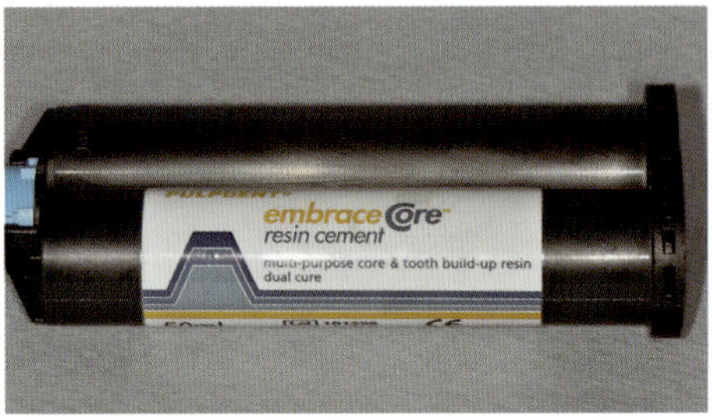

图6-49 自粘接一体化树脂

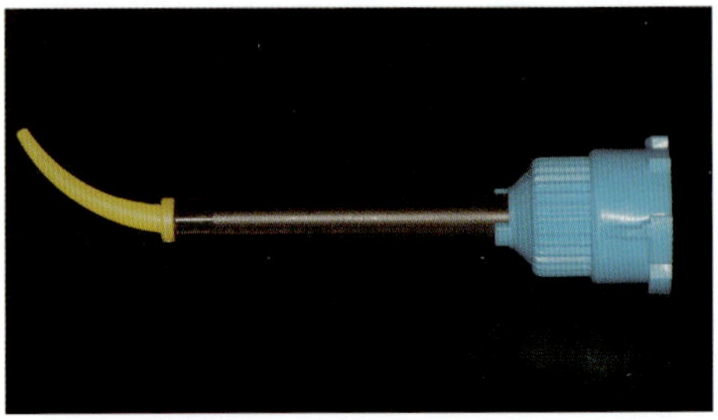

图6-50 粘接树脂混合头

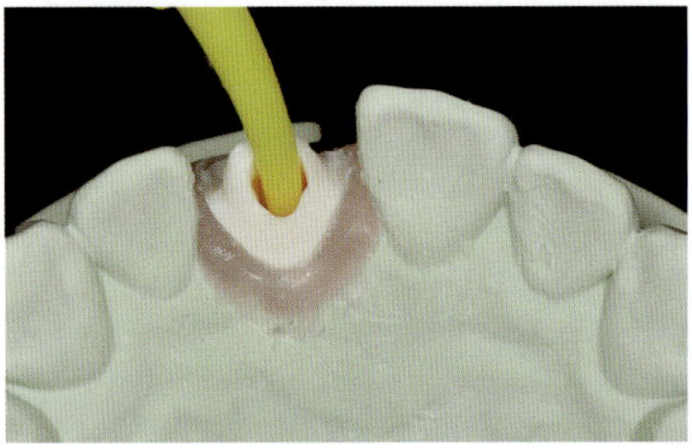

图6-51 放置自粘接树脂

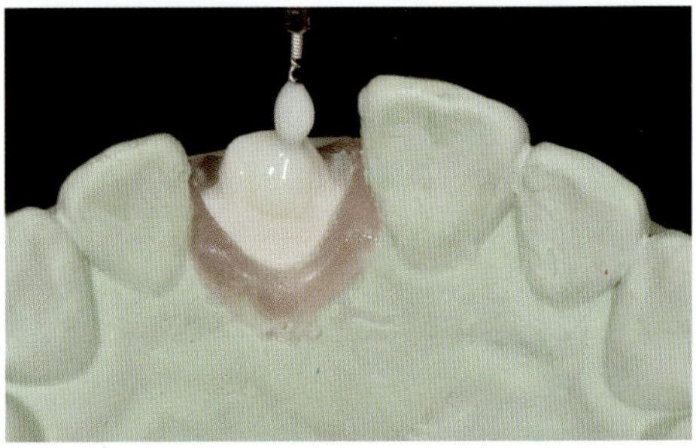

图6-52 螺旋充填器导入自粘接树脂

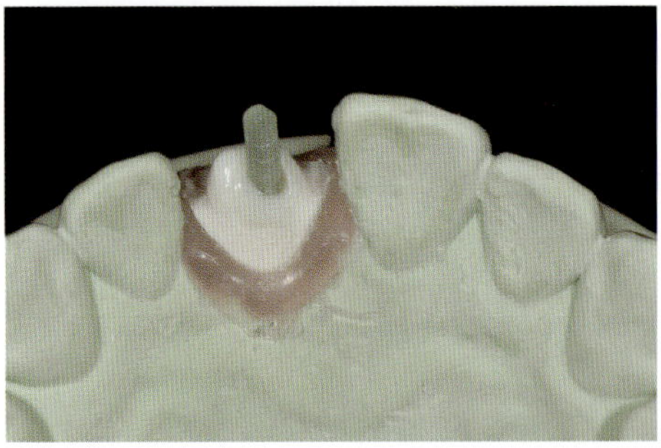

图6-53 放入纤维桩

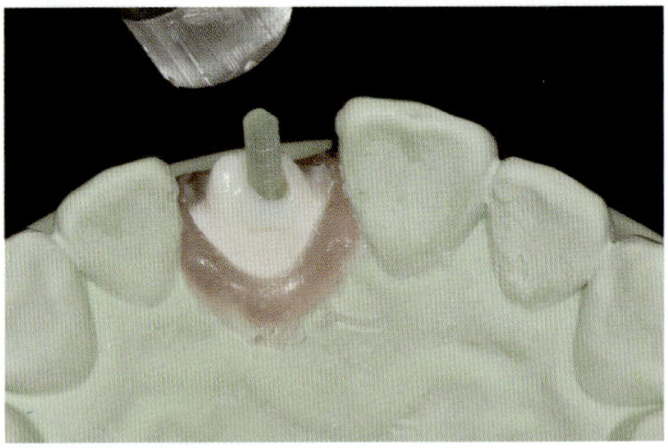

图6-54 初步光照

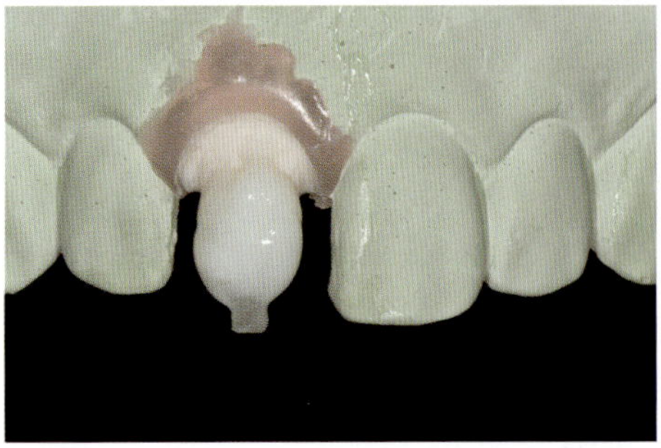

图6-55 形成树脂核

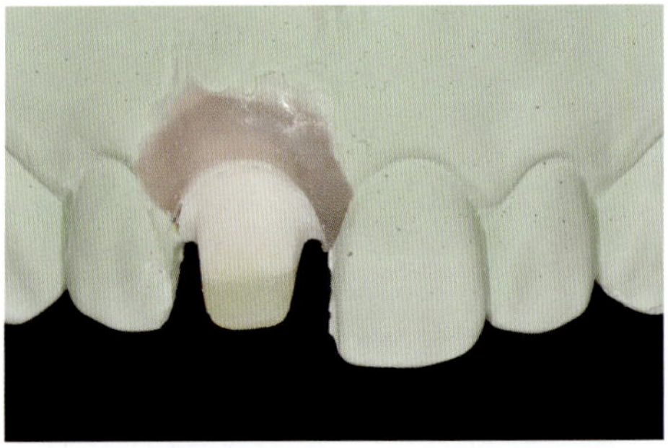

图6-56 牙体预备完成

参考文献

1. Lovell MJ. The bond between CFRC and restorative materials. MS Thesis, University of London, 1983
2. Malquarti G, Berruet RG, Bois D. Prosthetic use of carbon fiber-reinforced epoxy resin for esthetic crowns and fixed partial dentures. J Prosthet Dent, 1990, 63: 251-257
3. Martelli R. Fourth-generation intraradicular posts for the aesthetic restoration of anterior teeth. Pract Periodont Aesthet Dent, 2000, 12: 579-584
4. Teixeira CS, Silva-Sousa YT, Sousa-Neto MD. Bond Strength of Fiber Posts to Weakened Roots After Resin Restoration With Different Light-Curing Times. J Endod, 2009, 35: 1034-1039
5. Aksornmuang J, Nakajima M, Panyayong W, et al. Effects of photocuring strategy on bonding of dual-cure one-step self-etch adhesive to root canal dentin. Dental Materials Journal, 2009, 28 (2): 133-141
6. Hosoya Y. Five-year color changes of light-cured resin composites: influence of light-curing times. Dental Materials, 1999, 15: 268-274
7. Hannig M, Bott B. In-vitro pulp chamber temperature rise during composite resin polymerization with various light-curing sources. Dent Mater, 1999, 15: 275-281
8. Chen YM, Smales RJ, Yip KH, et al. Translucency and biaxial flexural strength of four ceramic core materials. Dent Mater, 2008, 24: 1506-1511
9. Mikako Hayashi, Shigeyuki Ebisu. Key factors in achieving firm adhesion in post-core restorations. Japanese Dental Science Review, 2008, 44: 22-28
10. Silva NR, Castro CG, Santos-Filho PC, et al. Influence of different post design and composition on stress distribution in maxillary central incisor: Finite element analysis. Indian J Dent Res, 2009, 20 (2): 153-158
11. Bolla M, Muller-Bolla M, Borg C. Which type of post and core system should you use? Evidence-Based Dentistry, 2007, 8: 5-6
12. Cagidiaco, MC, Goracci, C, Garcia-Godoy, et al. Clinical studies of fiber posts: a literature review. Int J Prosthodont. 2008, 21 (4): 328-336
13. Cagidiaco, MC, Radovic, I, Simonetti M, et al. Clinical performance of fiber post restorations in endodontically treated teeth: 2-year results. Int J Prosthodont. 2007, 20 (3): 293-298
14. Cagidiaco MC, García-Godoy F, Vichi A, et al. Placement of fiber prefabricated or custom made posts affects the 3-year survival of endodontically treated premolars. Am J Dent, 2008, 21: 179-184

15. Ferrari M, Cagidiaco C, Goracci, C, et al. Long-term retrospective study of the clinical performance of fiber posts. Am J Dent, 2007, 20: 287-291
16. Ferrari M, Cagidiaco MC, Grandini S, et al. Post plancement affects survival of endodontically treated premolars. J Dent Res, 2007, 86 (8): 729-734
17. Lanza A, Aversa R, Rengo S. 3D FEA of cemented steel, glass and carbon posts in a maxillary incisor. Dent Mater, 2005, 21 (8): 709-715
18. Qualtrough AJ, Chandler NP, Purton DG. Comparison of the retention of tooth-colored posts. Quintessence Int, 2003, 34 (3): 199-201
19. Radovic I, Corciolani G, Magni E. Light transmission through fiber post: the effect on adhesion, elastic modulus and hardness of dual-cure resin cement. Dent Mater, 2009, 25 (7): 837-844
20. Scotti R, Valandro LF, Galhano GA. Effect of post length on the fatigue resistance of bovine teeth restored with bonded fiber posts: a pilot study. Int J Prosthodont, 2006, 19 (5): 504-506
21. Pereira JR, Valle AL, Shiratori FK. Influence of intraradicular post and crown ferrule on the fracture strength of endodontically treated teeth. Braz Dent J, 2009, 20 (4): 297-302
22. Signore A, Benedicenti S, Kaitsas V. Long-term survival of endodontically treated, maxillary anterior teeth restored with either tapered or parallel-sided glass-fiber posts and full-ceramic crown coverage. J Dent, 2009, 37 (2): 115-121
23. Zicari F, Couthino E, De Munck J. Bonding effectiveness and sealing ability of fiber-post bonding. Dent Mater, 2008, 24 (7): 967-977
24. Haijun C, Shuxiang Y, Lin Z. A comparison study on the mechanical strength of two resin cements. J Clin Rehabilitat tiss engnieeri res. 2009, 13 (8): 1585-1588
25. Sorrentino R, Aversa R, Ferro V. Three-dimensional finite element analysis of strain and stress distributions in endodontically treated maxillary central incisors restored with different post, core and crown materials. Dent Mater, 2007, 23 (8): 983-993
26. Al-Tayyan MH, Watts DC, Durer HG. Is a "flexible" glass fiber-bundle dowel system as retentive as a "rigid" quartz fiber dowel system? J Prosthodont. 2008, 17 (7): 532-537
27. 刘鹏，李亚南，姜慧. CAD/CAM一体化玻璃纤维桩核抗折力的体外实验研究. 北京口腔医学，2010，2 (18): 90-93
28. Schmitter M, Rammelsberg P, Gabbert O, et al. Influence of clinical baseline findings on the survival of 2 post systems: a randomized clinical trial. Int J Prosthodont. 2007, 20 (2): 173-178
29. Karin Dremeier, Lutz Fasen, Bernd Klaiber, et al. Influence of endodontic post type (glass fiber, quartz fiber or gold) and luting material on push-out bond strength to dentin in vitro. Dental materials, 2008, 24: 660-666
30. 余秋萍，曾利伟，朱洪水. 三种纤维桩修复下颌第一前磨牙抗折性的对比研究. 中国实

用口腔科杂志，2008，1（8）：492-494
31. 郭瑞征，高平. 纤维桩系统的回顾和进展. 口腔材料器械，2009，18（2）：76-80
32. 邓东来，黄翠. 纤维桩系统与金属桩系统性能及临床应用的比较，国外医学·口腔医学分册，2005，32（1）：52-55
33. Fredrikson M，Astback J，Pameius M，et al. A retrospective study of 236 patients with teeth restored by carbon fiber reinforced epoxy resin posts. J Prosthet Dent，1998，80：151-157
34. Ferrari M，Vichi A，Mannocci F，et al. Retrospective study of the clinical performance of fiber posts. Am J Dent，2000，13：9b-13b
35. Goerig AC，Mueninghoff LA. Management of the endodontically treated tooth. Part Ⅰ：Concept for restorative designs. J Prosthet Dent，1983，49：340-345
36. Goerig AC，Mueninghoff LA. Management of the endodontically treated tooth. Part Ⅱ：Technique. J Prosthet Dent，1983，49：491-497
37. Bertolotti R. Posterior composite technique utilizing directed polymerization shrinkage and a novel matrix. Pract Periodontics Aesthet Dent，1991，3（4）：53-58
38. Cormier CJ，Bruns DR，Moon P. In vitro comparison of the fracture resistance and failure mode of fiber，ceramic，and conventional post systems at various stages of restoration. J Prosthodont，2001，10：26-36
39. Heydecke G，Butz F，Strub JR. Fracture strength and survival rate of endodontically treated maxillary incisors with approximal cavities after restoration with different post and core systems：an in-vitro study. J Dent，2001，29：427-433
40. Cohen BI，Deutsch AS，Musikant BL. Cyclic fatigue testing of six endodontic post systems. J Prosthodont，1993，2：28-32
41. Dietschi D，Romelli M，Godetti A. Adapatation of adhesive post and core to dentin after fatigue testing. Int J Prosthodon，1997，10：498-507
42. Mori G. Fiber post cementation：SEM analysis and clinical protocol. J Dent Univers Italian Dent Ind Ass，2001，3：39-43
43. Aquaviva SF，Gauri SD. Factors affecting the fracture resistance of post-core reconstructed teeth：a review. Int J Prosthod，2001，14：355-363
44. Barbakow F，Peters O，Havranek L. Effects of Nd：YAG lasers on root canal walls：A light and scanning electron microscopic study. Quintessence Int，1999，30：837-845
45. Peter CM，McLean EM. Minimally invasive operative care. Ⅱ contemporary techniques and materials：an overview. J Adhesive Dent，2001，3：7-16
46. Mount GJ，Hume WR. A revised classification of carious lesions by site and size. Quintessentce Int，1997，28：301-303
47. Drummond JL，Toepke RS，King TJ. Thermal and cycling loading of endodontic posts. Eur J Oral Sci，1999，107：220-224

48. Zu-Pyn Yang, Shu-Fen Yang, Yi-Chu Lin, et al. C-shaped root canals in mandibular second molars in a Chinese population. Dental Traumatology, 1998, 4 (4): 160-163

49. Fan B, Cheung GS, Fan M, et al. C-shaped Canal System in Mandibular Second Molars: Part Ⅰ—Anatomical Features. Journal of Endodontics, 2004, 30 (12): 899-903

50. Fan B, Cheung GS, Fan M, et al. C-shaped Canal System in Mandibular Second Molars: Part Ⅱ—Radiographic Features. Journal of Endodontics, 2004, 30 (12): 904-908

51. Fan B, Cheung GS, Fan M, et al.C-shaped Canal System in Mandibular Second Molars: Part Ⅲ: The Morphology of the Pulp Chamber Floor. Journal of Endodontics, 2006, 32 (12): 1155-1159

重印后记

《纤维桩修复技术》这本小册子今年4月份出版，仅仅半年多的时间，就开始准备重印，说明这本书还是很受读者欢迎的，这让我非常高兴，也感到很受鼓舞。

这本书能够受到读者欢迎，说明广大读者对这类临床实用指导书籍存在比较强烈的需求，坚定了我把《口腔美学修复实用教程》这个系列丛书踏踏实实做下去的信心。

在这本书重印的时候，有一个问题需要向读者说明。

“零失败”的问题。

有读者询问，我真的是“零失败”吗?

的确，我所说的“零失败”当然不是科研角度严格意义上“零失败率”，这里面并没有严格的分组统计，没有考虑失访率的问题，所以不是科学意义上的“零失败率”。

然而，自2004年开始应用纤维桩以来，八年多的临床实践中，没有一例患者因为纤维桩出现问题而给我带来麻烦，已经让我对这种修复形式充满了信心，这是一个客观存在的事实。我非常高兴的告诉各位读者，在这本书出版后的这半年里，我的“零失败”仍然没有被打破。

其实我也一直在想，我的“零失败”早晚是会被打破的。客观地讲，没有一种修复形式能够真的达到“零失败”。我希望通过这本书传递给大家的，是一种科学的治疗理念，严格精细的操作程序，希望能够让广大读者都能够更好的应用这种修复形式，更好的为广大患者服务。

这本书非常荣幸地获得牛光良老师“语言流畅，思路清晰，图文并茂，实用性很强！”的评价。牛光良老师是我国研究纤维桩的专家，能获得牛老师的肯定，我也感到非常高兴。我知道牛光良老师几年来一直在潜心书写一本关于纤维桩的专著，包括纤维桩的很多研究机理，以及以此为出发点的临床应用指导。这本书很快也将由人民卫生出版社出版，广大读者如果对于纤维桩有更深入的学习需求，强烈建议继续学习牛光良老师即将出版的新书。

我将继续努力，争取为读者奉献更多的口腔美学实用指导书籍。

刘　峰

2012年12月

折翅之后，更知是天使

——第五次印刷后记

短短两年半之间，《纤维桩修复技术》这本小册子已经第五次印刷，这证明着广大同仁对知识的渴望，也证明着纤维桩修复这一技术的生命力非常旺盛。

而就在两个月以前，我迎来了应用纤维桩修复以后十一年的首位修复体脱落的患者。所有医生其实都很清楚，没有一种治疗能够保持“零失败”，纤维桩当然也不例外。2012年《纤维桩修复技术》出版后，“如何争取零失败”成为努力目标，但“零失败”被打破是必然的，我一直都在等待这一天的到来。某一种治疗方法永远都成功，本来就是不科学的。一个来自2004年的纤维桩冠，成为应用纤维桩十一年来的首个脱落病例。

大部分金属桩冠脱落都会伴随牙折。早年间，金属桩核造成的牙折，经常位于龈下深部，于是牙根无法保留，只能忍痛拔牙。很多研究都已证明，金属桩、氧化锆桩，经常会造成根管内壁应力集中，在过大负荷之下，有可能造成牙根折断，并且失去再次修复的机会。

这一次，因为是纤维桩，折断线平齐牙龈，牙齿很容易再次修复，处理并不困难，牙根因此得以保留。纤维桩和牙体组织弹性模量接近，粘接后和牙根形成有机的整体，不易造成牙根折断，更少造成不可修复的严重后果，即使脱落，也很有可能经过重新处理粘接后基本完好如初。

纤维桩临床应用二十五年后，仍然存在一些争论，低弹性模量可能造成的微变形微渗漏，尤其是牙本质肩领不完整时的可靠性，等等等等。这些事实确实需要客观面对，同时很多技术细节更要仔细把握。然而问题的另一面，选择金属桩或氧化锆桩，在面临同样的异常情况时，却可能对牙根造成更严重的损害。作为医生，我们最希望避免的，其实是对病患牙齿的进一步伤害，这应该是我们思考的重点。

出现问题的病例让我们再次看到，在可能的情况下，纤维桩是桩核修复中的一种非常好的选择；在未来条件成熟的时候，CAD/CAM一体化纤维桩核可能会代替目前预成的纤维桩核，在临床上广泛使用。

刘　峰

2014年9月5日